Gabriele S. Herberger

Ganzheitlich beraten in der Pflege

Gabriele S. Herberger

Ganzheitlich beraten in der Pflege

Einsatz von Naturheilkunde, Qualifikation, Wege in die Selbstständigkeit

Mit Beiträgen von:
Susann Richter-Funk
Edelgard Tripschu
Gisela Gundlach
Edelgard Weber
Bernhard Frey
Susanne Henze
Gabriele Patzer
Claudia Sommer
Marion Busch
Sabine Urban
Sabine Paulino
Barbara Schwarz
Verena Weiske

schlütersche

Bibliografische Information Der Deutschen Bibliothek
Die Deutsche Bibliothek verzeichnet diese Publikation in der Deutschen Nationalbibliografie; detaillierte bibliografische Daten sind im Internet über http://dnb.ddb.de abrufbar.

Pflegeforschung

ISBN 3-87706-879-0

Anschrift der Autorin:
Gabriele S. Herberger
Lindenstr. 34
63128 Dietzenbach

Gabriele S. Herberger ist Krankenschwester und verfügt über eine 18-jährige Krankenhauserfahrung (Anästhesie- und Intensivpflege, Stationsleitung, Krankenpflegedirektorin). Sie ist Management- und Kommunikationstrainerin, Lehrtrainerin für ganzheitliche Methoden, Psychologin und Logotherapeutin. Sie ist seit 1989 Inhaberin des Unternehmens gsh – ganzheitlich sinnvoll handeln – in Dietzenbach und konzipierte u.a. die Zusatzqualifikation »Berater/in für ganzheitliche Gesundheitspflege und Naturheilkunde«.

Die im Folgenden verwendeten Personen- und Berufsbezeichnungen stehen immer gleichwertig für beide Geschlechter, auch wenn sie nur in einer Form benannt sind.

Gestaltung: Schlütersche GmbH & Co. KG, Verlag und Druckerei, Hannover
Satz: PER Digitaler Workflow GmbH, Braunschweig
Druck und Bindung: Druck Thiebes GmbH, Hagen

Inhalt

Die Erlöse aus dem Verkauf dieses Buches dienen zur Kostendeckung der Ausgaben der Initiativgruppe (s. S. 174)

Vorwort – einige Blitzlichter zur Ganzheitlichkeit

Ganzheitliche Pflege oder ganzheitliche Gesundheitspflege sind Worte, die in den vergangenen Jahren oft gebraucht, oft auch missbraucht, geschmäht und verschmäht wurden. Unverwüstlich aber bleiben sie, nehmen sich Raum, und füllen sich mit stets neuen Erkenntnissen und Visionen. Davon handelt auch dieses hier vorliegende Buch von Gabriele S. Herberger.
Mich selbst haben die Aspekte rund um den Begriff der Ganzheitlichkeit fast ein Leben lang begleitet. Drei Meilensteine möchte ich aufgreifen, die in sich selbst wieder mit der magischen Zahl drei (eine Ganzheitszahl!) zusammenfallen: 1953 – 1983 – 2003.

1953
1953 begann meine Laufbahn als Krankenschwester, an einer Schule, der man schon damals das Prädikat »innovativ und ganzheitlich« hätte geben können. Schon als Schülerinnen wurden wir dazu angeleitet, den Menschen als Person zu sehen und uns nicht nur auf das zu verrichtende Handwerk oder gar auf die Krankheit zu beschränken.
Ich zitiere aus dem Vorwort des Manuskripts, das später unter dem Titel »Umfassende Krankenpflege« den Reigen des »Juchli-Buches« eröffnete: »*Schon heute, und sicher in naher Zukunft, zählt der Computer den Puls, misst Fieber und Blutdruck, alarmiert bei Gefahr und schaltet rettende Apparate ein. Dadurch bleibt der Schwester mehr Zeit für die menschlichen und seelischen Bedürfnisse des Kranken. … Krankenpflege ist und bleibt im letzten echte Hilfe am leidenden Menschen. Möge dieses Buch etwas zur ganzheitlichen und fachgerechten Hilfe am kranken Menschen beitragen*«.

Der Weg vom traditionell-linearen Denken, routiniert abrufbar in den Begriffen »*Diagnose, Symptome, Therapie, Pflege*«, später ergänzt mit »*psychische Betreuung und Soziales*«, bis hin zum ganzheitlich-prozesshaften Verständnis war lang. Die Herausforderung war unbequem, ja vielerorts unerwünscht und löste Unruhe und Widerstand aus. Als »Naturtalent ganzheitlichen Denkens«, wie ein Professor der Pädagogik mich einmal bezeichnete, fiel es mir im Unterrichten und Begleiten von Schülerinnen nicht schwer, ihnen etwas davon zu vermitteln. Die Arbeit am o. g. Buch von Auflage zu Auflage war eine zusätzliche Möglichkeit, mich auch im geschriebenen Wort damit zu befassen, ein Prozess, der mich schließlich in den 80er Jahren wieder in die Praxis führte.

1983
Die Schwierigkeit des Umsetzens ganzheitlichen Denkens in einem funktional ausgerichteten System löste in unserer Pflegegruppe ein intensives Nachdenken

aus. Einiges davon hat seinen Niederschlag gefunden im Buch »*Sein und Handeln*«, das ich gern als das Resultat einer langen Zeit eigenen Werdens und Wachsens bezeichne; einer Zeit, in der ich den Begriff der Ganzheitlichkeit bewusst zu umkreisen begann. Aus jener Zeit stammt meine Aussage, die wohl zu einer der bekanntesten geworden ist: »*Ich pflege als die, die ich bin*«.
Die 80er Jahre wurden meine Lehr-und Wanderjahre. Der eigenen Auseinandersetzung mit den Grundgesetzen des Lebens und des Menschseins folgte ein unermüdliches Unterwegssein; ich wurde gleichsam so etwas wie eine »Reisende in Ganzheitlichkeit«, »eine Reisende in Pflege«. In diesen Jahren habe ich auch Gabriele S. Herberger kennen gelernt und wir sind gemeinsam ein Stück Weg und darin ein Stück Pflegegeschichte gegangen. Aus der Schülerin ist schließlich die Meisterin geworden, eine Pflegefachfrau, die in eigener Initiative und eigenständiger Kreativität weiterführt, was ich vor Jahren als Vision gesät habe. Was ich im Vorwort zu »*Ganzheitliche Pflege – Vision oder Wirklichkeit*« geschrieben habe, gilt ganz besonders für Gabriele: »*Als Vertreterin einer Generation, die über Jahrzehnte unsern Beruf geprägt hat, bin ich mir durchaus bewusst, dass eine junge Generation von Pflegenden heranwächst, die auf ihre Art Pflege sieht, gestaltet und verändert. Ich blicke voll Respekt und Wertschätzung – und mit einem gehörigen Maß an Neugierde – auf die beruflichen und berufspolitischen Aktivitäten meiner jüngeren Kolleginnen und Kollegen. Ich freue mich an dem, was wächst und wird; und ich freue mich darüber, wie eine junge Generation mit großer Initiative und mit mutigem und selbstsicherem Engagement sich für ihre Sache und damit für die Pflege einsetzt.*«

Zu dieser jungen Generation gehört auch Gabriele S. Herberger. Ich habe ihren Werdegang mitverfolgen können, habe oftmals gestaunt über ihren Mut und ihre Weitsicht, sowie über ihre Fähigkeit, andere mit ihrer Begeisterung anzustecken.

2003
Unterdessen hat Gabriele ein eigenes Konzept mit einer eigenen Methode entwickelt. Ihr Anliegen ganzheitlichen Denkens und Handelns zieht sich wie ein roter Faden durch ihr Leben und ihre Kurse und findet in diesem Buch ein Forum: ein Angebot für Pflegende, die ihr Denken und Handeln reflektieren und sich in der Beratungstätigkeit qualifizieren möchten.

Immer schon galt und gilt die Erfahrung, dass sich das Gesundheitswesen und darin die Pflegelandschaft nicht durch Gesetzgebung oder anderweitige Vorschriften weiter entwickelt. Es braucht die Menschen, die bereit sind, solche Entwicklungsprozesse aufzugreifen und weiterzuführen. Und genau das tut Gabriele auch in diesem Buch, indem sie die Kursteilnehmerinnen animiert und motiviert, ihre Erfahrungen in Projektarbeiten einzubringen und zu veröffentlichen.

Es braucht schon das Heranreifen zur *Meisterschaft in der Pflege* – heute spricht man von Pflegeexpertin –, um der Pflege ein neues Forum zu geben, wie es Gabriele durch das gsh-Kontinuum gelingt. Es ist dies ein Ort, an dem Wissen erarbeitet, Austausch zwischen Theorie und Praxis gefördert und Handlungsansätze auf den Weg gebracht werden. So hat sich mein Wort (*Einführung zu ganzheitlicher Pflege, Vision oder Wirklichkeit*, 1990) ganz besonders auch hier bewahrheitet. Es ist, als habe ich es ganz persönlich für Gabriele geschrieben: *»Ich spüre, dass die Zeit reif ist, vom Steuer des Schiffes »Pflege« zurückzutreten, weil längst jüngere Kolleginnen und Kollegen an der Arbeit sind. Es sind Pflegende einer neuen Generation, die wissen, was sie wollen. Viele von ihnen haben ein Wissen und Rüstzeug, von dem »wir alten Hasen« in unserer Jugend nur träumen konnten. Es weht ein neuer Wind, und immer wieder gilt es für Altes zurückzutreten, um Neuem Platz zu machen.«*

Diesem Neuen muss sich die Pflegefachfrau und der Pflegefachmann von heute stellen und sie kommen nicht darum herum, sich diesen Entwicklungsprozessen auszusetzen. Fort-und Weiterbildung ist ein Muss, Zusatzqualifikation ist Auftrag und Chance zugleich.

Der Lehrgang des gsh-Kontinuum und die Verbreitung dieses Buches kann ein Beitrag dazu sein. Ich wünsche ihm neugierige Leserinnen und Leser; Frauen und Männer, die wieder Freude am Experiment zulassen und die Eigeninitiative und Innovation zu schätzen wissen.

Januar 2003 *Sr. Liliane Juchli*

Vorwort

»Das Handeln des Menschen besteht im Kern darin, dass er sich selbst in die Hand nimmt.« Dieser Satz des Forschers und Philosophen *Hugo Kükelhaus* könnte über der Idee dieses lesenswerten Buches stehen. Alle Hoffnung auf staatliche Neuregelung unseres Gesundheitswesens ist auch begleitet von einem Stück Bequemlichkeit und Illusion, die die Verantwortung für das eigene Handeln abschiebt. Die Kraft zu neuen Perspektiven in der Pflege und im Gesundheitswesen dürfen wir nicht nur dem Staat überlassen, sondern sie muss insbesondere von den Menschen kommen, die ganz persönlich involviert sind.

Ganzheitliche Gesundheitspflege und Naturheilkunde stellen einen Paradigmenwechsel im Selbstverständnis des Gesundheitssystems dar. Selbstverantwortung und die Sicht weg von der Krankheit hin auf die Gesundheit sind wesentliche Säulen des neuen Zeitalters der Salutogenese – der Erforschung der Gesundheiten. Die Frage: »*Was erhält Gesunde gesund?*« führt in eine sehr konstruktive neue Richtung und wird andere Antworten finden als die Frage: »*Was macht krank?*«

Die Naturheilkunde ist seit jeher um einfache pragmatische Lösungen zur Erhaltung der Gesundheit bemüht. Die klassischen Naturheilverfahren, wie sie auch in der Zusatzqualifikation für Pflegefachkräfte an der Reformhaus-Fachakademie vermittelt werden, haben eine lange Tradition, sind bewährt und außerdem noch kostengünstig.

So kann es auch kein Zufall gewesen sein, dass sich 1997 die Expertin für ganzheitliche Pflege, Gabriele S. Herberger und die Experten für ganzheitliche Gesundheit und Naturheilkunde, die Reformhaus-Fachakademie, zur Verwirklichung einer gemeinsamen Idee für Alternativen im Pflegeberuf zusammen gefunden haben. Als Dritter im Bunde engagiert sich der Deutsche Pflegeverband (DPV) in Person von Rolf Höfert, womit die Zusatzqualifikation »Berater/in für ganzheitliche Gesundheitspflege und Naturheilkunde« auch eine verbandspolitische Unterstützung hat.

Es ist eine wahre Freude zu erleben, wie in den Ausbildungsgruppen konkrete Ideen für ganzheitliche Pflege entstehen. Diese Ideen fließen in Projektarbeiten ein, die noch während der Seminare so optimiert werden, dass sie sofort in den beruflichen Alltag integriert werden können. Visionen der einzelnen Teilnehmer für eine neue berufliche Perspektive in den Institutionen oder für die Selbstständigkeit bekommen während der Seminare ein tragfähiges fachliches Fundament und werden über hilfreiche Persönlichkeitsentwicklung unterstützt und gefestigt.

Ohne die langjährige Erfahrung in der Erwachsenenbildung und das persönliche Engagement um jeden einzelnen Teilnehmer von Gabriele S. Herberger und den Dozenten der Reformhaus-Fachakademie wären die überdurchschnittlichen Ergebnisse der Zusatzqualifikation für Pflegefachkräfte nicht denkbar. Mein Dank gilt allen Beteiligten.

Ich wünsche dieser Initiative auch weiterhin viel Erfolg.

März 2003

Marlis Weber
Hauptgeschäftsführerin der
Reformhaus-Fachakademie

Einleitung:
(K)ein Einzelfall – Wenn einer neue Wege geht …

Susann Richter-Funk

Mein Weg als Krankenschwester war eben, gerade und gut überschaubar. Nur selten kam eine Anhöhe oder ein sanftes Tal. Es machte nicht zu viel Mühe, diesen Weg zu gehen und ich war zufrieden. Mit der Ausbildung zur »Berater/in für ganzheitliche Gesundheitspflege und Naturheilkunde« sollte sich das jedoch ändern.

Für die Projektarbeit suchte ich nach etwas Neuem, Innovativem. Als Nachtschwester auf einer unfallchirurgischen Station lagen mir besonders die schwer verletzten, polytraumatisierten Patienten am Herzen. Zu Beginn des Krankenhausaufenthalts bemühten sich alle um die ausreichende Gabe von Schmerzmitteln. Doch niemand kümmerte sich darum, was passierte, wenn die Schmerzmittel nach einiger Zeit reduziert wurden. Bei vielen Patienten entsteht dann Angst, Angst vor dem Schmerz, Angst vor der Erinnerung an den Unfall. Sie verspannen und verkrampfen sich, es entstehen stärkere Schmerzen. Ein Teufelskreis beginnt. Vorwiegend jüngere Patienten empfinden die Wirkung von Schmerzmitteln als sehr angenehm, das Schweben auf »Wolke sieben« möchte manch einer nicht missen. Diese Patienten bei ihrer Entspannung zu unterstützen, sie im Umgang mit Schmerzmitteln adäquat anzuleiten, schien mir eine lohnende pflegerische Aufgabe.

Bereits in den ersten beiden Seminarwochen wurden mir Möglichkeiten gezeigt, wie ich Patienten bei der Schmerztherapie pflegerisch unterstützen kann. Entspannungsübungen im Bett (Elemente des Autogenen Trainings, Fantasiereisen), Einsatz von Musik und ätherische Öle in der Duftlampe waren dabei meine Hilfen. Ich wollte in Absprache mit jedem einzelnen Patienten individuelle Maßnahmen zusammenstellen.

So ein tiefgreifendes Projekt in der Pflege kann natürlich nur in Absprache und mit Zustimmung der Pflegedienstleitung durchgeführt werden. Parallel zur gedanklichen Konzeption meines Projekts befand ich mich bereits im Austausch mit meinem Vorgesetzten über die Unterstützung des Hauses bei meiner Qualifizierung (Anrechnung von Arbeitszeit, Beteiligung an den Kosten). Man begegnete mir mit sehr viel Skepsis. Nur äußerst zaghaft wollte man in unserer Klinik Schritte in Richtung alternativer Pflege gehen. »Zu hohe Kosten« und »zu wenig Zeit« waren die Gegenargumente.

Im Rahmen der Aromatherapie lernte ich eine Handmassage kennen, die eng an die Basale Stimulation® anknüpft. Diese Handmassage wollte ich zur Unterstützung von Patienten nutzen, die nur schwer entspannen können. Eine Zustimmung seitens der Pflegedienstleitung zu bekommen schien möglich, weil es sowieso geplant war, die Basale Stimulation® in unserem Hause einzuführen.

Ich entschied mich, bei unruhigen und verwirrten Patienten die Wirkung der Handmassage zu beobachten. Sie sollte diesen Menschen durch gleichmäßige und rhythmische Bewegungen zur Beruhigung, zu einem besseren Schlaf und einem besseren Tag-Nacht-Rhythmus verhelfen. Die Wirkung der Massage wollte ich durch die Anwendung von ätherischen Ölen unterstützen.

Doch leider erhielt ich keine Genehmigung für mein Projekt, obwohl ich die Gegenargumente entkräften konnte:

- **Zeitfaktor**: Ich mache die Anwendung für die Dauer des Projektes im Nachtdienst, wenn der Stationsablauf mir das ermöglicht; die Patienten, die in Frage kommen, sind zeitaufwändig, z. B. klingeln sie häufig. Gelingt mir eine Beruhigung, habe ich sogar Zeit gewonnen.
- **Kosten**: Ich war bereit, das Massageöl zur Verfügung zu stellen. Für das Haus wären somit keine Kosten entstanden.
- **Kontinuität**: Ich war bereit, auch an meinen dienstfreien Tagen zu diesen Patienten zu kommen.
- **Prinzip**: Es sollte ein Versuch sein, neue Wege in der Pflege zu gehen. Denn es handelt sich um eine noch nicht eingeführte Pflegemethode, was sich aber nach der Evaluation des Projektes vielleicht ändern könnte.

Doch meine Entkräftung der Argumente brachte dann noch ganz andere Aussagen an den Tag:

- *»Es kann nicht jeder mal was ausprobieren.«*
- *»Wir sind der Meinung, dass das im Moment noch keine fundierte Sache ist.«* (Tatsächlich aber erfolgte keine einzige Sachfrage zu meiner Projektarbeit. Es blieb auch unklar, welche Kenntnisse die Pflegedienstleitung hinsichtlich dieser Thematik hatte.)
- *»Wenn im Nachtdienst für so etwas Zeit ist, müssen wir uns überlegen, ob der Nachtdienst nicht zu gut besetzt ist.«*

Vor allem die letzte Aussage traf mich sehr. Wie wurde meine Arbeit bewertet? Ich versorge meine Patienten nach bestem Wissen und Können und bin stets bemüht, meine Arbeit zu verbessern. Diese Androhung einer Kollektivstrafe war ein zu hoher Preis.

Für mich bedeutete die Reaktion meiner Pflegedienstleitung das Aus. Keine Projektarbeit, keine neuen Wege in der Pflege, keine Möglichkeit an Veränderungen aktiv mitzuwirken. Ich war sehr enttäuscht und verletzt. Lange wirkte diese Situation in mir nach. Manchmal lähmten mich die Erinnerungen daran geradezu. Ich lief Gefahr Dienst nach Vorschrift zu tun, meine Arbeit als einen Job zum Geldverdienen anzusehen.

Aber so machte mir die Arbeit auch keinen Spaß. Es hieß, die Situation aufzuarbeiten. Wie passend kam da in der dritten Woche des Kurses das Thema »Selbstcoaching und Selbstmanagement mit dem gsh-Kontinuum«. Am schwierigsten war es für mich, meine Gefühle klar zu benennen. Als mir das gelang, konnte ich loslassen. Was geschehen war, war geschehen. Daran konnte ich nichts ändern. Dies zu akzeptieren, war eine befreiende Erkenntnis für mich.

Ich muss mir meiner Gefühle klar werden und sie äußern können. Das hilft mir, belastende Situationen zu verarbeiten, damit keine Blockaden entstehen. Des weiteren muss ich lernen zu entscheiden, wann ich Dinge hinnehme, wie sie sind, und wann ich sie verändern kann.

Mir ist auch bewusster geworden, dass Veränderungen ohne eine aufgeschlossene Pflegedienstleitung nicht möglich sind. Meine Erwartungen an eine Leitung sind viel präziser geworden. Für meine berufliche Zukunft wünsche ich mir, auf mehr Verständnis zu stoßen; auf jemanden, der gewillt ist, sich mit für ihn unbekannten Themen auseinander zu setzen und Versuchen für Neuerungen eine Chance gibt.

Deshalb die große Bitte an alle, die Führungspositionen innehaben: Hören Sie ihren Mitarbeitern gut zu, was diese zu leisten bereit sind und was sie vorhaben. Das bedeutet für Mitarbeiter eine Perspektive zu haben, dass es sich lohnt, nachzudenken, dass man als Mitarbeiter geschätzt wird. So können Motivationen erhalten und gefördert werden. Welcher Betrieb hätte nicht gern motivierte Mitarbeiter? Heutzutage, vor allem unter marktwirtschaftlichen Aspekten, ist das ein großes Plus und wohltuend für die Patienten.

Des weiteren wünsche ich mir, dass mehr Mut gezeigt wird, etwas Neues auszuprobieren. Ein zeitlich begrenztes Projekt, das fundiert geplant und durchgeführt wird, bedeutet nicht gleich tiefgreifende Umwälzungen. Es ist ein Versuch, bei dem alle Beteiligten neue Erfahrungen sammeln können. Für mich bedeutet es eine oder vielleicht auch die Chance, in der Pflege zu mehr Eigenständigkeit zu gelangen.

Jetzt, ein Jahr später, hat sich meine Situation positiv verändert. Einen Berg auf meinem Weg habe ich erklommen. In der vergangenen Zeit bin ich nicht müde geworden, Kollegen und Bekannten zu erzählen, was ich gelernt habe und was mir für meine Zukunft vorschwebt.

Auch gegenüber meiner Vorgesetzten habe ich wieder einen Vorstoß gewagt. **Diesmal mit Erfolg!** Ich wurde zum Gespräch eingeladen. Das gab mir das Gefühl, vielleicht doch nicht ganz unwichtig zu sein. Wir sind überein gekommen, dass ich Veranstaltungen für pflegende Angehörige zum Thema »Natürliche Mittel in der Krankenpflege« in unserem Hause anbiete, mit der Aussicht, auch für Mitarbeiter Fortbildungen durchzuführen. Ich bin einen großen Schritt vorwärts gekommen. Nun wünsche ich mir, mit meinen Kolleginnen und Kollegen vieles davon in die Praxis umsetzen zu können.

Herzlich willkommen, liebe Kollegen und Kolleginnen,

der Eine oder Andere hat vielleicht schon ähnliche Erfahrungen wie *Susann Richter-Funk* gemacht. Wie viele andere hat sie Neues gewagt. Sie hat dabei Einsichten gewonnen und Illusionen verloren, Wesentliches erkannt, ihr Ziel beibehalten und sich einen neuen Weg gesucht. Wie fast alle der Teilnehmer besuchte sie aus eigenem Antrieb die Zusatzqualifikation »Berater/in für ganzheitliche Gesundheitspflege und Naturheilkunde«, die seit 1998 zweimal jährlich durchgeführt wird.

In dieser Zusatzqualifikation geht es darum, Fachwissen der Naturheilkunde und Beratungs- und Lebenskompetenzen nach den »Fähigkeiten zur gesunden Lebensführung« zu vermitteln und mit beratender Begleitung während des Kurses in Form einer Projektarbeit in die Praxis einzubringen. Das Curriculum der Zusatzqualifikation baut auf dem Krankenpflegefachwissen und der jeweiligen Berufserfahrung auf. Die Pflegefachkraft als Mensch steht dabei im Vordergrund und erhält während der Kurslaufzeit individuelle Beratung für die eigene Persönlichkeitsentwicklung und Kommunikationsfachwissen zur Durchführung von Beratungsgesprächen.

Dieses Buch ist ein weiteres Ergebnis meiner Arbeit und soll auch denen helfen, die diese Kurse nicht besuchen können, die ganzheitliche Sichtweise ganz praktisch voranzubringen. Das Buch regt Sie auch an, Ihr eigenes Lebenskonzept zu formulieren. Es geht um die Freude am Beruf, Mut zu neuen Wegen, Abschied von festen Berufsbildern, Abschied von überholtem Sicherheitsdenken, das von außen kommt. Die tragfähige Sicherheit kommt aus der Selbstkompetenz der Person!

Für uns Pflegefachkräfte bringt das wachsende Gesundheitsbewusstsein in der Bevölkerung neue berufliche Perspektiven. Es geht nicht nur um eine Neuorientierung, sondern auch um ein »Sich-bewusst-machen«, was implizit bei uns an Kompetenzen schon vorhanden ist und ein klares Hineinnehmen in unser Pflegeangebot.

Unser Leben wird von vielen Entscheidungen wie auch von unbewussten Programmen und Prägungen beeinflusst. Sie sind mit den Geschichten verwoben, die wir von uns erzählen. Jeder Mensch, Krankenschwester/-pfleger wie Patienten, steht in seiner je eigenen Geschichte, genauso wie wir auch Teil in der Geschichte von anderen sind. Wo wir uns aufmachen, Zusammenhänge, Lebensgesetze und Entwicklungsschritte bewusst zu machen, kann eine reife Identität entstehen und jene Reife uns zuwachsen, die hilft, auch ein unter Umständen leidvolles Lebensschicksal anzunehmen und bewältigen zu können.

Wie das Leben eines einzelnen Menschen unterliegt auch der Beruf »Krankenschwester/-pfleger« einem Entwicklungsprozess. Wir haben viel erreicht, bezogen auf Eigenständigkeit, Selbstverantwortung, Professionalität und interdisziplinäre Zusammenarbeit. Dies gilt es weiter auszubauen und mit innovativen Konzepten zu realisieren. Damit befasst sich das Buch.

Es werden ganz konkrete Strategien entwickelt, die wir zur Bewältigung eines oft schwierigen Arbeitsalltags brauchen. Dabei ist es wichtig, Unzufriedenheit über manche Rahmenbedingungen nicht mit dem Beruf an sich zu verwechseln.

Darüber hinaus vermittelt das Buch, wie viel mehr die Krankenpflege heute schon kann und möchte ganz besonders mit den Projektberichten das wachsende Selbstbewusstsein in der Pflege untermauern. Aus den Beispielen kann der Mut geweckt werden, eigene Ideen, die in vielen Pflegefachkräften schlummern, begeistert zum Leben zu erwecken und in die Tat umzusetzen. So greife ich vielleicht etwas vor, indem ich neben der Krankenpflege auch die Gesundenpflege sehe und damit auf dem Wege bin, die neue Berufsbezeichnung (die ab 2004 geplant ist) auch mit Inhalt zu füllen.

Es geht um ein ganzheitliches Verständnis der Pflege und vor allem: seiner selbst. Sie als Leser werden in einen Prozess hineingezogen. Stellen Sie für die Dauer des Lesens den gewohnten und auch notwendigen Blick auf detaillierte Messungen oder Vitalwerte an zweite Stelle und nehmen Sie den Menschen, sich selbst und den Patienten, in seiner Ganzheit wahr: **einfach ganzheitlich – ganzheitlich einfach.**

Dietzenbach, im März 2003

Gabriele S. Herberger
und die Mitautoren

1. Ganzheitliches Denken – aktueller denn je

...und der Mensch heißt Mensch
weil er erinnert, weil er kämpft
und weil er hofft und liebt
weil er mitfühlt und vergibt
und weil er lacht,
und weil er lebt...

(Herbert Grönemeyer, »Mensch«)

1.1 Das strahlende Lächeln der Ganzheit

»Ein Lächeln kostet nichts, es erzeugt aber viel! Es bereichert jene, die es bekommen, ohne denjenigen zu schaden, die es verschenken! Die Erinnerung an ein Lächeln kann ewig bleiben! Niemand ist so reich, dass er es nicht doch noch gebrauchen könnte, und niemand ist so arm, dass es ihm nicht mehr helfen könnte! Es lässt sich nicht kaufen – nicht leihen – nicht stehlen – nicht erzwingen, denn es hat erst seinen Wert von dem Moment an, wo es geschenkt wird! Wenn du einem Menschen begegnest, der dir das Lächeln, das auch du verdienst, nicht gibt, dann sei großzügig – schenk' ihm deines! Denn niemand braucht das Lächeln dringender, als der, der nicht mehr lächeln kann.«

Welche Gedanken und Gefühle verbinden Sie mit einem Lächeln? Was verbindet Sie mit einem Lächeln? Schon im Nachdenken darüber nähern Sie sich einer ganzheitlichen Erfahrung. Der Geist der Ganzheit geht über das in Zahlen, Daten und Fakten Messbare hinaus. Es gibt vieles im Leben, das sich kaum quantifizieren und messen lässt und hat dennoch essentielle Bedeutung für uns, wie z. B. ein freundliches Lächeln.

Das Phänomen der Ganzheit entzieht sich genau wie ein Lächeln einer wissenschaftlichen Analyse; es erschließt sich nur dem einzelnen Menschen selbst und liegt jenseits des sprachlichen Ausdrucks. Daher bleiben auch viele Pflegeerfolge für die Öffentlichkeit im Verborgenen, weil sie nur in der Beziehung zwischen Patient und Pflegefachkraft als Ganzes spürbar erlebt werden.

Eigentlich kann man nicht über Ganzheit sprechen, geschweige denn schreiben. Über Ganzheit zu schreiben ist bereits nicht mehr ganzheitlich. Abstrakte Begriffe wie das Wort »Ganzheit« können nicht die ganze Dimension des Phänomens erfassen. Ein Bild oder ein Gefühl hingegen sagt dem Menschen mehr als tausend Worte, weil er in seiner psychophysischen Einheit angesprochen wird.

Ein ganzheitliches Erlebnis ist »in – dividuell«, unteilbar im echten Sinn des Wortes. Die Individualität einer Person bedeutet, dass es bei noch so großer Ähnlichkeit von Menschen immer noch etwas gibt, wodurch sie sich voneinander unterscheiden.

Ganzheit ist ein inneres Erleben. Dieses Erleben erfährt durch darüber Sprechen oder Schreiben eine Reduktion. Es ist vergleichbar mit einem Phänomen in der Kommunikation: In dem Augenblick, in dem Sie über Ihr Gefühl sprechen (können), fühlen Sie es nicht mehr. Durch das Benennen des Gefühls: »*Ich bin glücklich über …*« haben Sie bereits Abstand zum erlebten Gefühl. Aber auch diese Fähigkeiten des Abstandnehmens, der Selbstbeobachtung und der von einem liebevollen Lächeln begleiteten Selbstkritik, sind die Basis, um sich weiterentwickeln zu können, wie es im gsh-Kontinuum beschrieben wird.

Ganzheitlich, ganz-sein, kann man nur im Zustand des Seins erleben und nicht im Zustand des Habens. Häufig werden Situationen des Ganz-Seins auch mit Stille assoziiert. Dabei ist es unerheblich, ob wirklich Stille herrschte oder ob man die Geräusche aus der Umgebung nicht wahrgenommen hat. Alle Sinne sind nach innen gerichtet. Solch eine Art der Erfahrung kann begeistern, Kraft schenken, überwältigen, sich selbst und anderen ein Lächeln schenken und dadurch auch das Leben verändern.

Solche Erlebnisse bezeichnet *Mihaly Czikszentmihalyi*, ein amerikanischer Psychologe und Glücksforscher, als »Flow-Zustand«. In diesem Zustand folgt Handlung auf Handlung und zwar nach einer inneren Logik, die kein bewusstes Eingreifen von Seiten des Handelnden zu erfordern scheint. Der Mensch erlebt den Prozess als ein einheitliches »Fließen« (engl. flow) von einem Augenblick zum nächsten, wobei er Meister seines Handelns ist und kaum eine Trennung zwischen sich und der Umwelt, zwischen Stimulus und Reaktion, oder zwischen Vergangenheit, Gegenwart oder Zukunft verspürt.

Erfahrungen wie »das Verschmelzen von Handlung und Bewusstsein«, sind gekennzeichnet

- durch die **Selbsteinschätzung**: Die Aufgabe erscheint ausführbar und lösbar. Sie wird als eine Herausforderung im Rahmen der eigenen (evtl. noch ungenutzten) Fähigkeiten angesehen;
- durch **intrinsische Motivation**: Eine äußere Belohnung kann dazukommen, sie wird aber nicht in erster Linie angestrebt;
- durch die **Konzentration** der Aufmerksamkeit auf das Hier und Jetzt: *Abraham Maslow* nennt es »*Einengung des Bewusstseins*« und ein »*Aufgeben der Vergangenheit und der Zukunft*«;

- dadurch, dass sich der Mensch seiner **Handlungen** bewusst ist, nicht aber seiner selbst.

Im Augenblick des Eins-seins mit der Welt gibt es keine dualistische Perspektive. Sobald man reflektiert, ist das Versunkensein zu Ende. Zum Wesen der Ganzheit gehört auch der Wechsel zwischen diesen Zuständen, zwischen Versunkensein und Selbstreflexion.

Zur Ganzheit gehört Rhythmus, der Wechsel wie die Jahreszeiten in der Natur, ein natürlicher Wechsel. Man kann auch nicht immer nur einatmen. Wenn man es versucht, spürt man, wie sich der Körper das Ausatmen erzwingt. Wenn nicht, tritt erst Bewusstlosigkeit und bei längerem Anhalten des Zustandes der Tod ein. Am Beispiel des natürlichen Vorgangs »Atmen« kann man erkennen, dass zur Ganzheit die Wahrnehmung für den Augenblick und das Bewusstsein für ein ständiges Fließen zwischen den verschiedenen Zuständen gehört, für den Prozess, wie man heute sagt. Heraklit sagte vor ca. 2000 Jahren einfach »Alles fließt«.

Es geht um das Einssein mit seinen Gedanken, Gefühlen, Zielen und Handlungen und um das rechte Maß. Die Griechen benannten dieses Phänomen mit dem Wort »kairós«. Um den »kairós« zu beschreiben, brauchen wir in unserer Sprache viele Worte und sogar diese Worte genügen noch nicht. *Romano Guardini,* Philosoph und katholischer Theologe, versucht in dem Satz: »*Ich bin jetzt ganz da*« den kairós und das Wesen der Ganzheit in Worten auszudrücken. Welche Dimensionen sind in diesem Satz enthalten?

Ich – Subjekt, Individuum, Person, Mensch (Gedanke, Gefühl)
bin Der Prozess des Lebens, des Seins (Zeitdauer, Ewigkeit)
jetzt – Der gegenwärtige Augenblick (Zeitpunkt)
ganz – Die Teile innen und außen sind verbunden, (Bewusstsein) Dualität ist aufgehoben.
da – Die örtliche Dimension. Ich bin auch mit meinen Gedanken da, wo mein Körper ist (Welt).

Offensichtlich ist dieser Zustand nicht leicht zu erreichen. Ein bekanntes Gleichnis berichtet von einem buddhistischen Mönch, der von einem Manager gefragt wurde: »*Wie schaffst Du es, dass Du so ruhig und gelassen bist?*« Der Mönch antwortete: »*Ganz einfach, wenn ich sitze, dann sitze ich; wenn ich stehe, dann stehe ich, und wenn ich gehe, dann gehe ich.*« Darauf der Manager verwundert: »*Das mache ich auch.*«
Der Mönch: »*Nein. Wenn du sitzt, stehst du schon, wenn du stehst, gehst du schon und wenn du gehst, bist du schon angekommen.*«

Eine ganzheitliche Erfahrung lässt sich nicht erzwingen, sie ist Geschenk – genau wie ein wohltuendes Lächeln. Man kann nur die inneren und äußeren Rahmenbedingungen für diese Flow-Erlebnisse schaffen in der Hoffnung, dass dieses Ereignis dann auch eintritt. Und das ist erstaunlicherweise oft der Fall, wenn man seine Wahrnehmung dafür öffnet. Dieses »autotelische Erleben« (von griechisch: autós = selbst und télos = Ziel, Absicht) ist intrinsisch motiviert, trägt sein Ziel oder die Belohnung bereits in sich. Der Handelnde geht dabei völlig in seiner Aktivität auf.

Erinnern Sie sich an eine Flow-Erfahrung, ein ganzheitliches Erleben, wie zum Beispiel

- an einen Sonnenuntergang im Urlaub
- an einen gemütlichen Abend zuhause
- an eine vollbrachte Leistung
- an eine gut durchgeführte Grundpflege im Einklang mit dem Patienten
- an einen Arbeitstag, an dem alles irgendwie gut gelaufen ist oder
- an ein Gespräch, bei dem Sie sich rundum verstanden gefühlt haben

Vielleicht haben Sie dann über Ihre Erfahrung in solchen oder ähnlichen Worten berichtet:

- *»Ich war einfach glücklich.«*
- *»Ich habe mich völlig eins mit der Situation gefühlt.«*
- *»Die Zeit verging wie im Fluge.«*
- *»Es war eine Sternstunde.«*
- *»Ich war im Einklang mit mir selbst und der Welt.«*
- *»Es war so schön, ich kann es einfach nicht in Worte fassen.«*

Eine wenn – dann – Beziehung (Kausalitätsbeziehung), eine Garantie für eine ganzheitliche Erfahrung gibt es nicht. Die Qualität der Ganzheit hat es an sich, dass sie sich von den Kriterien Zählen, Messen, Wiegen, die aus der wissenschaftliche Analyse bekannt sind, nicht beeindrucken lässt. Vergleichen Sie selbst:

Zu den Kriterien einer wissenschaftlichen Vorgehensweise gehören:

1. Das Prinzip der Zuverlässigkeit

Die Beobachtung muss unter festgelegten Bedingungen

- wiederholbar und nachvollziehbar sein
- sich jederzeit und überall reproduzieren lassen
- nicht auf einen bestimmten Ort z. B. das Labor, eine Stadt, Land etc. zurückzuführen sein

- Verschiedene Menschen (Forscher) müssen unter gleichen Voraussetzungen zu dem gleichen Ergebnis kommen (Intersubjektivität)
- Die Ergebnisse müssen allgemeingültig sein

2. Das Prinzip der Überprüfbarkeit und Falsifizierbarkeit

Die Aussagen, Theorien und Behauptungen müssen
- ungeachtet ihrer Plausibilität öffentlich überprüfbar und Gegenstand von Widerlegungsversuchen sein
- klare und präzise Formulierungen von Vorschlägen und Vorstellungen enthalten
- in Durchführung und Begründung/ Interpretation der Forschung wertfrei sein.

Alle diese Kriterien lassen sich auf ein Ganzheitserlebnis nicht anwenden. Die wissenschaftliche Sichtweise verhält sich zur ganzheitlichen Betrachtung wie die linke zur rechten Gehirnhälfte. Weil das Phänomen der »Ganzheit« mit wissenschaftlichen Kriterien nicht fassbar ist, ist es daher berechtigt, es als nicht existent und Unsinn abzutun? Das würde bedeuten, das Messbare in der Naturwissenschaft stünde wie ein Gott über allem und nur das, was seinen Prüfungen standgehalten hätte, hätte eine Daseinsberechtigung.

Insofern tun sich einige der Naturheilverfahren und -heilmittel keinen Gefallen, wenn sie vollständig wissenschaftlich bewiesen sein wollen. Sie reduzieren sich dadurch und entfernen sich vom lebendigen, vom ganzen Menschen, vom Individuum, vom Subjekt und geben dabei das Wesentliche ihrer Wirkung. ab, weil sie auf die nichtmessbare ganzheitliche Dimension verzichten.

Es ist sinnvoll, wissenschaftliche Erkenntnisse zu nutzen, aber nicht blinder Wissenschaftsgläubigkeit zu verfallen. Denn nicht überall, wo wissenschaftlich draufsteht, ist auch wissenschaftlich drin.

Dem naturwissenschaftlichen Weltbild liegt der Vergleich des Menschen mit einer Maschine zugrunde. Wir haben zwar schon begonnen, dies zu überwinden, aber es sind eben erst Anfänge. Um die Funktionsweise einer Maschine zu verstehen, muss man nur wissen, wie Ursachen und Wirkungen sich bedingen. Eine Maschine ist unempfindlich für Glück und Schmerz, Gedanken, Gefühle und Ziele. Das Qualitätskriterium einer Maschine ist allein ihre Effizienz. Man kann sie in einzelne Teile zerlegen und ersetzen, ohne die Funktionsweise zu beeinträchtigen.

Übernimmt man diese Sichtweise für den menschlichen Körper, verlässt man die ganzheitliche Betrachtungsebene. Dann genügt es, jeweils einzelne Organe, wie Leber, Nieren oder das Herz genau zu untersuchen, zu therapieren oder zu operieren. Durch Transplantationen können kranke Organe gegen gesunde ausgetauscht werden. Interesse daran, wie sich die seelische Befindlichkeit dabei auf die körperlichen Funktionen auswirkt, oder umgekehrt, wie sich der Eingriff auf die menschliche Seele auswirkt, ist für diese Perspektive irrelevant.

In einem Rundschreiben der Bremer Landeskrankenhausgesellschaft aus dem Jahr 1981, das ich in meiner Zeit als Pflegedirektorin auf den Schreibtisch bekam, wird das Zusammenspiel zwischen »ratio« und »emotio« am Beispiel eines Konzertes persifliert:

»Bessere Kommunikation in der Industrie tut not. Darauf hat erst neulich wieder ein Sprecher einer britischen Unternehmensberatung in London aufmerksam gemacht. Er forderte klare, vollständige Kommunikation ohne Pomp und erzählte die folgende Geschichte:

»Es ergab sich, dass ein Vorstandsvorsitzender Konzertkarten für Schuberts Unvollendete bekommen hatte. Er war verhindert und gab sie seinem Fachmann für Arbeitszeit-Studien. Am nächsten Morgen fragt der Vorstandsvorsitzende, wie dem Fachmann das Konzert gefallen habe. Und anstelle einer Pauschalkritik überreicht ihm der Experte ein Memorandum, in dem es heißt:

a) Für einen beträchtlichen Zeitraum hatten die vier Oboe-Spieler nichts zu tun. Ihr Part sollte deshalb reduziert werden, dadurch würden auf jeden Fall gewisse Arbeitszusammenballungen eliminiert werden.
b) Alle zwölf Violinisten spielten die gleichen Noten. Das ist unnötige Doppelarbeit. Die Mitgliederzahl dieser Gruppe sollte drastisch gekürzt werden. Falls wirklich ein großes Klangvolumen erforderlich ist, kann dies durch elektronische Verstärker erzielt werden.
c) Erhebliche Arbeitskraft kostete auch das Spielen von 32stel-Noten. Das ist eine exzessive und unnötige Verfeinerung. Es wird deshalb empfohlen, alle Noten auf- bzw. abzurunden. Würde man diesem Vorschlag folgen, wäre es möglich, Volontäre und andere Hilfskräfte einzusetzen.
d) Unnütz ist es, dass die Hörner genau jene Passagen wiederholen, die bereits von den Saiteninstrumenten gespielt wurden.

Würden alle überflüssigen Passagen gestrichen, könne das Konzert von 25 Minuten auf vier Minuten gekürzt werden. Hätte Schubert sich an diese Erkenntnisse gehalten, wäre er wahrscheinlich imstande gewesen, seine Symphonie zu vollenden.«

Sicherlich sind Ihnen beim Lesen Parallelen zur aktuellen Situation in der Krankenpflege, zur Pflegeversicherung oder Gesundheitspolitik in den Sinn gekommen? Das, was im Konzert nach REFA-Methoden gestrichen werden soll, sind genau die Elemente in der Pflege, die die Qualitätsstufe »Optimale Pflege« ausmachen und die wir nicht in Zahlen belegen können. Ein Lächeln kann aufmuntern, ein heilsamer Händedruck kann Anteilnahme oder Freude, eine Umarmung kann Geborgenheit vermitteln, weil menschliche Identität auf der Einheit von Körper und Seele beruht.

Wie sieht es mit den Fallpauschalen und Clinical Pathways aus? Werden wir es schaffen, *diese* Qualität in den Punktwerten oder als eigenständigen Pflegefaktor geltend zu machen? Oder wird der Patient dann nur noch als Körper gesehen, der funktionieren muss? Eine Kathedrale ist auch mehr als ein Haufen Steine.

1.2 Ganzheitliche Pflege

Erwähnt man heute den Begriff der Ganzheitlichen Pflege, der durch Sr. Liliane Juchli Ende der 70er Jahre in die deutschsprachige Pflegewelt eingeführt wurde, stößt man bisweilen auf Skepsis, Abwehr oder auch auf ein sehnsüchtiges: »*Ja, das wäre schön*«. Obwohl dieser Qualitätsbegriff der ganzheitlichen Pflege Eingang in Gesetzestexte (PPR, Pflegeversicherung, Pflege-Qualitätssicherungsgesetz etc.) gefunden hat, wird er immer weniger gelebt und umgesetzt. Woran könnte das liegen? Hat es vielleicht mit einer falsch verstandenen Vorstellung von »Ganzheit« zu tun? Oder passt die Ganzheitlichkeit nicht in die neuen wissenschaftlichen Bestrebungen im Pflegebereich, weil sie sich einfach nicht messen lässt?

Einen Weg zur ganzheitlichen Pflege eröffnet der Pflegeprozess. Doch wird seine Anwendung oft als schwierig dargestellt. So klagte eine Diplom-Pflegepädagogin: »*Tatsache ist, dass die wenigsten Pflegepersonen den Prozess verstehen und prozesshaft arbeiten. Ich korrigiere jetzt wieder im Stationsleitungskurs einige Pflegepläne und bin erschüttert, dass es kaum Fortschritte in der Praxis gibt. Die »klugen Schwestern« machen für die Ausbildung gute Pläne am Schreibtisch, in der Praxis wird das nicht gelebt. Das Akutkrankenhaus ist eine reine Reparaturwerkstätte geworden, ohne pflegerische Inhalte. Die Pflegepersonen schauen nur noch, dass der medizinische Ablauf gewährleistet ist.*«

Vielleicht ist aber auch der Rückzug auf das Messbare eine Reaktion darauf, weil die Erfolge der ganzheitlichen Pflege – die reichlich vorhanden – so schwer vorzeigbar sind?

Wenn Pflegefachkräfte sich vom allgemeinen Trend abheben und einen sinnvollen Beitrag für die Gesellschaft leisten wollen, ist es erforderlich, sich verstärkt weiter in Richtung »Ganzheitliche Pflege« zu bewegen. Die Vorteile liegen auf der

Hand: Durch eine entsprechende professionelle Haltung und die ganzheitliche Sichtweise bei der Anwendung des Pflegeprozesses können Pflegefachkräfte eine zukunftsorientierte, auf die Veränderungen in der Gesellschaft abgestimmte Pflege anbieten, die dazu noch erfolgreich und kostensenkend ist.

Dass die Erfüllung dieser Aufgaben der Pflege auch unter den jetzigen Rahmenbedingungen bereits möglich ist, zeigen die Beispiele aus den Projektberichten, die Sie in diesem Buch finden.

Gleichzeitig ist es aber auch erforderlich, auf institutioneller Ebene daran zu arbeiten, dass die politischen Rahmenbedingungen angepasst und bestimmte gesetzliche Grauzonen erhellt werden. In Deutschland kann z. B. zurzeit jeder »Gesundheitsberatung« anbieten – dies muss sich dringend ändern. Welche Gefahren damit verbunden sein können, ist jeder Pflegefachkraft klar.

Die korrekte Anwendung des Pflegeprozesses ist die Grundlage. In jeder Phase des Pflegeprozesses sind Gespräche und Beratung erforderlich.

Positive Auswirkungen dieser Vorgehensweise sind:
- Gesundheitsberatung, Beratung zur Steigerung der Lebensqualität, Anleitung zur Selbstständigkeit als Aufgaben der Pflege;
- die Unterstützung des Patienten bei seiner Entscheidungsfindung (gemeinsame Zielvereinbarung);
- das Ziel des Patienten als Basis für die interdisziplinäre Zusammenarbeit ernst zu nehmen;
- die Eigenständigkeit der Pflege (z. B. durch Anwendung der Naturheilkunde in der Pflege mit den notwendigen Absprachen);
- die Anleitung zur Eigenverantwortung für die eigene Gesundheit;
- und vieles Andere mehr

1.3 Projektbericht: Handmassage mit ätherischem Öl als Basale Stimulation® bei Patienten mit Behinderung

Edelgard Tripschu

Im Folgenden zeigt Edelgard Tripschu, wie man eine förderliche/heilende Beziehung zu Menschen aufbauen kann, die sich verbal nicht äußern können.

Dank!
Ich weiß dir Dank dafür, daß du mich hin nimmst wie ich bin.
Was habe ich mit einem Freund zu tun, der mich bewertet?
Wenn ich einen Hinkenden zu Tisch lade,
bitte ich ihn sich zu setzen und verlange nicht, daß er auch tanzt.

Antoine de Saint-Exupery

Dieser Spruch begleitete mich, als ich mit der Behindertenarbeit begann. Ich verstehe ihn so, dass man die Menschen so akzeptiert, wie sie sind. Seit Oktober 1999 arbeite ich als Krankenschwester in der evangelischen Pflege- und Fördereinrichtung »Michaelshof« in Rostock. Dort bin ich auf einer Wohngruppe für schwerstmehrfachbehinderte Frauen und Männer unterschiedlichen Alters tätig.

Vorbemerkungen

Andreas Fröhlich (er entwickelte die Techniken zur Basalen Stimulation®) stellt Behinderung so dar: Die Menschen, mit denen ich arbeite und die ich pflegen darf, *»leben unter der Bedingung einer komplexen Beeinträchtigung sehr vieler ihrer Fähigkeiten. Betroffen sind in der Regel alle Erlebens- und Ausdruckmöglichkeiten. Emotionale, kognitive und körperliche, aber auch soziale und kommunikative Fähigkeiten scheinen erheblich eingeschränkt oder verändert. In der Beziehung zu anderen Menschen sind sie erheblich eingeschränkt, ihre noch vielleicht vorhandenen Fähigkeiten zum Ausdruck zu bringen. Schwerste Behinderung stellt eine Beeinträchtigung für alle beteiligten Menschen im Umfeld des Behinderten (Interaktionspartner) dar, sie erschwert auch die elementare Begegnung zwischen Menschen. Schwerste Behinderung ändert jedoch nichts am Menschsein, an der Menschenwürde und am Wert eines Menschen.«*

Das ganzheitliche Menschenbild schließt auch diese Personen mit ein. Auch der behinderte Mensch hat Körper, Geist und Seele. Vielleicht befindet sich gerade bei seinem Körper Geist und Seele mehr in Harmonie als bei optisch Gesunden? Vielleicht ist er glücklicher als jeder andere? Jedenfalls haben behinderte Menschen eine ausgeprägte Sensibilität, die sie spüren lassen. Ich habe selten offenere und ehrlichere Menschen erlebt, als gerade jene mit den schwersten Behinderungen.

Da ich nicht nur die Grundbedürfnisse dieser Menschen in der Pflege erfüllen möchte, stellen sich mir viele Fragen: Wie erreiche ich diese Menschen? Wie finde ich eine Beziehung zu ihnen? Wie kann ich die Pflegeplanung erweitern, um ihre Befindlichkeit, Wahrnehmung und Kontaktbereitschaft zu fördern? Welche Möglichkeiten der Naturheilkunde gibt es, die in der Pflege angewendet werden können? Diese Fragen bewegen mich schon seit einiger Zeit. Durch die Teilnahme an der Zusatzqualifikation »Berater/in für ganzheitliche Gesundheitspflege und Naturheilkunde« fand ich darauf endlich geeignete Antworten. Als ich die Handmassage im Zusammenhang mit der Aromapflege kennen gelernt und selbst gespürt hatte, war ich begeistert. Genau diese wollte ich bei den schwerstbehinderten Menschen einführen und anwenden.

Aromapflege

Zur Aromapflege zählt u. a. die praktische Anwendung der ätherischen Öle in der Pflege, die vom Pflegepersonal eigenverantwortlich durchgeführt wird. Deshalb ist eine gezielte Schulung des Personals für eine ergiebige und verantwortungsvolle Arbeit absolut notwendig.
Ein Bestandteil der Aromapflege ist die Aromamassage, die ich als Handmassage anwende. Aromamassagen regen den Stoffwechsel an, fördern die Selbstheilungskräfte, dienen dem Wohlbefinden und bieten in der Pflege vielseitige Einsatzmöglichkeiten.

Die Handmassage als Basale Stimulation®

Basale Stimulation® befasst sich vor allem mit der Bedeutung von Wahrnehmung, Bewegung und Kommunikation. Somit ist Basale Stimulation® vor allem für Menschen geeignet, die in ihrer Möglichkeit zur Wahrnehmung, Bewegung und Kommunikation eingeschränkt sind. *Das Wort »basal« bedeutet in diesem Zusammenhang »ursprünglich« oder auch »bedingungslos«. Es geht um eine Förderung, die nichts, auch keine Mitarbeit, voraussetzt, vielmehr den (behinderten) Menschen so akzeptiert, wie er sich in seinem gestörten Entwicklungsstand darstellt.« (vgl. Lehrbuch der heilpädagogischen Übungsbehandlung).* »Stimulation« in Verbindung mit Zuwendung ist durch keine andere Maßnahme oder Therapie zu ersetzen und bekommt ein um so größeres Gewicht, je weiter der Behandelte in seiner Entwicklung zurück ist.

Weitere Vorteile der Basalen Stimulation®
- schmerzlindernd
- beruhigend
- Reduktion von Aggressivität
- Förderung der Dekubitusprophylaxe
- Förderung der Beweglichkeit
- Verminderung von Kontrakturen

Der Mensch erfährt Orientierung zum eigenem Körper und zu seiner Umgebung. Er wird zum Mittelpunkt des Behandlungsgeschehens. Menschen, die sich völlig zurückgezogen haben, haben die Chance, sich zu öffnen, reagieren wieder und nehmen zunehmend am Leben teil. Die wünschenswerte Integration der Angehörigen kann leichter erfolgen.

Vorteile für das Pflegepersonal, das Basale Stimulation® anwendet:

- Pflegefachkräfte werden kompetenter im Umgang mit Menschen, die sich nicht verbal äußern können oder in ihrer Wahrnehmung gestört sind.
- Pflege wird professioneller.
- Die Pflegefachkräfte haben mehr Erfolgserlebnisse und erfahren höhere Wertschätzung.

Vorbereitung der Behandlung

Mit der Pflegedienstleitung, mit der behandelnden Hausärztin und mit der Gruppenleiterin unserer Wohngruppe sowie mit dem Vater eines Behinderten als dessen Betreuer führte ich Gespräche über die Bedeutung der Aromapflege im Pflegealltag und über die möglichen Anwendungen z. B. der Handmassage, der Pneumonie- und Dekubitusprophylaxe. Die Aromatherapie war in meinem Tätigkeitsbereich nicht ganz unbekannt, aber in diesem Maße noch nicht zur Anwendung gekommen. Ich stieß auf offene Ohren und erhielt das Einverständnis zur Durchführung einer Basalen Stimulation® mit Aromaöl.

Während eines Teamgesprächs stellte ich die Handmassage im Zusammenhang mit der Aromapflege vor. Ein Informationsblatt über die Anwendung und Wirkungsweise der Handmassage und die Beschreibung dieser Massage legte ich für die Mitarbeiter und Angehörigen aus. Einigen Kolleginnen ließ ich diese wohltuende Behandlung zukommen und überzeugte sie so davon, dass die Aromapflege ein sinnvoller Bestandteil unserer pflegerischen Arbeit sein kann. Dass ich gerade bei Herrn M. diese Anwendung durchführen wollte, wurde von manchen mit Skepsis, aber auch mit Neugier, aufgenommen.

Warum habe ich gerade Herrn M. ausgewählt?

Als ich Herrn M. kennen lernte, lag er im Bett – teilnahmslos und schläfrig, die Augen halb geschlossen. Sobald ich an sein Bett herantrat, um eine Pflegemaßnahme durchzuführen, fuchtelte er heftig mit den Armen, schaute mit weit aufgerissenen Augen um sich, erlitt kleine epileptische Anfälle, Absenzen oder wehrte sich ganz entschieden. Unbekannte laute Stimmen, heftige Bewegungen oder Aufregungen verstärkten bei ihm die Krampfbereitschaft. Essen und Trinken waren problematisch und emotional belastet. Doch gerade diese Probleme interessierten mich. War es möglich, seine Wahrnehmung und Aufmerksamkeit zu fördern, sein

allgemeines Wohlbefinden zu steigern, seine Anfallsbereitschaft zu senken und sein spastisches Haltungsmuster zu entspannen?
Es war mir wichtig, mir mit Herrn M. Zeit zu nehmen. Zwei Wochen übte ich, ihm die Medizin so zu verabreichen, dass er sich nicht wehrte oder krampfte, sondern sie mir überhaupt abnahm. Ich versuchte, ihm die Nahrung so zu verabreichen, dass er das Gefühl bekam, Nahrungsaufnahme sei etwas Angenehmes und vor allem übte ich, ihm zu trinken zu geben, ohne dass er sich verschluckte und wild um sich schlug. Herrn M. zu trinken zu geben, war für mich das Allerschwierigste, aber auch das Wichtigste, da ich wusste, dass sehr viele schwerstbehinderte Menschen chronisch ausgetrocknet sind. Den Nieren steht nicht genügend Flüssigkeit zur Verfügung, Giftstoffe können nicht ausreichend abtransportiert werden. Unklare Fieberschübe treten auf und fördern die Anfallsbereitschaft. Medikamente werden nicht regulär umgesetzt, es kommt zu unerwünschten Ansammlungen wirksamer Substanzen.

Ich berührte Herrn M. sanft an Arm und Hand, streichelte ihm behutsam das Gesicht, sprach leise beruhigende Worte und gewöhnte ihn langsam an meine Person, meine Gegenwart, an meine Stimme und an Pflegehandlungen, die ich während des Tages durchführte. Er begann mich zu akzeptieren und wurde ruhiger. Wenn ich an sein Bett trat, wandte er sein Gesicht meiner Stimme und mir zu.

Beschreibung der Entwicklungsstörung

Herr M. ist schwerst mehrfachbehindert. Die ärztlichen Befunde: Cerebrales Anfallsleiden, frühkindlicher Hirnschaden, geistige Retardierung, Blasen- und Darminkontinenz, Hypermobilitätssyndrom, chronisches Lungenemphysem, Tetraspastik mit zunehmenden Gelenkkontrakturen, Gehunfähigkeit, emotionale Entwicklungsstörung, Sprachentwicklungsstörung. Seine tägliche Medikation ist festgelegt auf Convulsofin (2-1-2), Orthangin novo (1-0-0), Rantidin AL150 (0-0-1), Topamax 50 mg (1-1-2).
Durch seine Tetraspastik mit zunehmenden Gelenkkontrakturen sind weder Gehen noch Sitzen möglich. Herr M. ist auf sein Bett bzw. Liegewagen angewiesen. Er wirkt sehr zurückgezogen und in sich gekehrt. Er macht den Eindruck eines teilnahmslosen Schlafenden, der möglichst nicht gestört werden möchte. Die Grobmotorik ist kaum entwickelt. Er hat eine Köperschiefhaltung mit einer Zwangshaltung der Oberarme, die einen Teil seiner Körperbehinderung ausmacht. Die Feinmotorik ist durch seinen unkoordinierten überschießenden Bewegungsdrang stark beeinträchtigt. Durch die spastisch gebeugten Arme vor der Brust wirken Herrn M.s Hände, die meist zur Faust geschlossen sind, fast wie vergessen. Seine Hypersensibilität führt oftmals zu einer Weigerung, sich an Händen oder Armen berühren zu lassen.
Herr M. hat erhebliche Kontaktstörungen. Bei fremden Personen wehrt er sich gegen Körperkontakt. Stimmungen lassen sich kaum beobachten. Wenn ein ge-

wisses Maß an Vertrautheit gewachsen ist, lässt Herr M. körperliche Nähe zu. Auf dieser Ebene lässt sich Herr M. ansprechen und führen. Deshalb ist eine körperliche Begegnung für Herrn M. sehr wichtig. Aufgrund seiner niedrigen Reizschwelle und seiner Anfallsbereitschaft ist Herr M. innerhalb unserer Pflegegruppengemeinschaft der schwächste Bewohner.

Durchführung der Handmassage
Um Herrn M. ein Gefühl der Berührung zu vermitteln, führte ich die Handmassage während dreier Tage täglich durch. Dafür verwendete ich ein normales Körperpflegeöl. Nach einer kurzen Pause führte ich die Handmassage während zweier Wochen jeweils jeden zweiten Tag durch und benutzte dafür das ätherische Lavendelöl. Dieses mischte ich mit Jojobaöl als Trägermedium.

Anmerkung: Bevor zum ersten Mal ein Aromaöl verwendet wird, sollte, als Allergietest, eine Probe in die Unterarmbeuge aufgebracht werden. Bei starker Rötung oder Nesselbildung kann das Öl nicht verwendet werden.

Herr M. hatte mit der Verträglichkeit des Lavendelöls keine Probleme. Zunächst gab ich nur einen Tropfen Lavendelöl zum Jojobaöl dazu, um seine Reaktion zu beobachten. Bei der folgenden Anwendung mischte ich drei Tropfen an und blieb auch bei dieser Menge. Herrn M.s Allgemeinbefinden war gut. Laut seinem Anfallskalender zeigte sich im letzten Vierteljahr etwa wöchentlich ein epileptischer Anfall. Davor traten diese noch häufiger auf. Vor und nach jeder Handmassage kontrollierte ich Herrn M.s Puls, um Rückschlüsse über seinen Kreislauf und seine Herztätigkeit zu ziehen. Auf eine Blutdruckmessung verzichtete ich, da diese eine große Aufregung und Kreislaufbelastung für ihn bedeutete und zwei Mitarbeiter nötig waren, um ihn festzuhalten. Um mir ein Bild über Herrn M.s Befinden zu machen, vermerkte ich meine Beobachtungen, die Besonderheiten und Wirkungsweise in einem von mir erstelltem Beobachtungsprotokoll.

Wirkungen der Behandlung
Schon nach der ersten Handmassage nahm ich bei Herrn M. Veränderungen wahr: Noch während der Massage atmete er hörbar und tiefer. Seine kalten Arme fühlten sich anschließend warm an und blieben auch warm. Seine Pulsfrequenz war im Allgemeinen weich, fadenförmig, kaum tastbar und lag bei 60 bis 68 Schläge/min. Nach der Handmassage wurde sein Puls, härter gefüllt und lag bei 80 bis 88 Schläge/min. Der Nachtdienst berichtete von einer, für ihn ungewöhnlichen, Wachphase ab Mitternacht. Am folgenden Tag gab Herr M. hörbare Laute von sich.
Im Laufe weiterer Behandlungen verbesserte sich sein allgemeines Befinden. Sein Gesicht nahm eine rosige Farbe an. Seine Bewegungen wurden ruhiger. Insgesamt wirkte Herr M. ruhiger, ausgeglichener, entspannter und bekam dadurch eine hö-

here Reizschwelle. Die übliche Schläfrigkeit schien er abgelegt zu haben, denn am Auffälligsten war, dass er am Tag hellwach und munter wirkte. Diese Wachheit hatte es bei Herrn M. noch nie gegeben. Das bestätigten mir Mitarbeiter, die ihn schon viele Jahre kannten. Ich beobachtete, wie Herr M. seine rechte Hand auf die linke legte, also sich selbst berührte. Dies tat er sonst sehr selten. Für mich war das ein Zeichen der Öffnung und der Körpererfahrung. Obwohl Herr M. während dieser Zeit zwei kleine Anfälle hatte, blieb sein Befinden stabil.

Zusammenfassend kann ich sagen, dass durch seinen Wachheitszustand auch seine Wahrnehmung gefördert wurde; er ließ mehr Körperkontakt zu und seine Atmungs- und Kreislaufsituation verbesserte sich erheblich.

Nachbemerkungen

Die Auswirkungen dieser Behandlungen waren unerwartet intensiv und für mich erstaunlich. Die Erfahrungen, die ich während dieser Zeit mit Herrn M. und auch mit den Mitarbeitern machte, bestärkten mich, die vielseitigen Anwendungen der Aromapflege in unseren Pflegealltag mit einzubeziehen. Ich werde künftig einige Mitarbeiter in die Techniken der Handmassage einweisen und sie Schritt für Schritt mit der Aromapflege vertraut machen.

Tabelle 1: Beobachtungsprotokoll zur Basalen Stimulation® mit Lavendelöl.

Name:
Verträglichkeitsprüfung am:
verwendete Essenzen:

Datum/Zeit	Art der Maßnahme	Besonderheiten, Auffälligkeiten, Wirkung	Puls, Atmung	Signum

Informationsblatt für Mitarbeiter und Angehörige

Die Handmassage ist eine spezielle Form für den Pflegebereich.
Sie wurde von Martin Henglein entwickelt.
Die Handmassage ist dort sinnvoll, wo sonst nichts mehr geht. Einsetzbar für bettlägerige, schwerstkranke, schwerstbehinderte und sterbende Menschen. Mit der Hand kann ich Menschen noch erreichen. Die Massage stärkt den Herzkreislauf und wirkt direkt auf die Atmung.

Ziel der Handmassage:

- Spüren der eigenen Wahrnehmung
- Senkung der Anfallsbereitschaft
- Verbesserung der Durchblutung
- Kreislaufstimulierende Wirkung
- Stärkung des Herzkreislaufs
- Stärkung der Atmung
- Atmungsstimulierend
- Öffnet den Menschen

Lavendel
(Lavendula vera, Lavendula officialis, Lavendula angustifolia u.a. Varietäten)

Von allen ätherischen Ölen ist Lavendel das vielseitigste.
Es hat eine schmerzlindernde, belebende gleichzeitig beruhigende, antidepressive, bakterien-bekämpfende, entzündungshemmende und heilende, entspannende, stauungslösende, blutdrucksenkende, insektenabweisende und wurmtreibende Wirkung.
Lavendel fördert das körperliche, seelische und geistige Gleichgewicht.
Die wichtigste Eigenschaft von Lavendel dürfte seine Fähigkeit sein, körperliche und geistig-seelische Extreme zu jenem Gleichgewichtszustand zurückzuführen, in dem eine Heilung stattfinden kann.

Literatur

Bienstein, C.; Fröhlich, A.: Basale Stimulation in der Pflege. Verlag Selbstbestimmtes Leben, Düsseldorf 1997.

Davis, P.: Aromatherapie von A – Z. Droemersche Verlagsanstalt Th. Knaur 1990.

Fröhlich, A.: Basale Stimulation. Das Konzept. Verlag Selbstbestimmtes Leben, Düsseldorf 1998.

Goldhahn, I.: 1 x 1 der Krankenschwester. Thieme Verlag, Stuttgart o.J.

Oy, C.M. von; Sagi, A.: Lehrbuch der heilpädagogischen Übungsbehandlung. Hilfe für das behinderte und entwicklungsgestörte Kind. Uni Verlag Winter, Heidelberg 1997.

Seminarunterlagen der Zusatzqualifikation »Berater/in für ganzheitliche Gesundheitspflege und Naturheilkunde«

Internetadressen:
http://www.basale.de/
http://www.basale-stimulation.de/

1.4 Projektbericht: Einführung der Aromapflege im Altenpflegebereich

Gisela Gundlach

> Dieser Bericht von Gisela Gundlach zeigt den Ablauf des Projekts und das, was zwei Jahre danach daraus geworden ist. Die Aromapflege wurde in das Pflegekonzept des Hauses integriert und in die Zusammenarbeit mit den niedergelassenen Ärzten übernommen.

Vorbemerkung
In meinem Entschluss, die Aromapflege in der Altenpflege einzuführen, wurde ich durch Hannelore Géczi – Dozentin im Kurs – bestätigt. Sie berichtete über Wirkung und Anwendungsmöglichkeiten der Aromatherapie. Zudem las ich diverse Erfahrungsberichte aus anderen Bereichen, in denen schon auf diesem Gebiet gearbeitet wird. Außerdem bediente ich mich der Fachliteratur.

Geschichte und Begriffsklärung
Die Verwendung ätherischer Öle zu Heil- und Kosmetikzwecken blickt auf eine über 4000-jährige Geschichte zurück. Es existiert umfangreiches Textmaterial darüber aus China, Ägypten, Persien und Griechenland. Große Ärzte heilten mit Pflanzenessenzen, unter ihnen auch Hippokrates (460–370 v. Chr.). Im Mittelalter und später kannte und bediente man sich der Pflanzen und ihrer Essenzen zu Heilzwecken. Erst in der Neuzeit – in Zusammenhang mit der Entwicklung synthetischer, chemisch hergestellter Arzneien und den modernen Technologien zu Diagnose- und Behandlungszwecken – geriet die Pflanzenheilkunde und mit ihr die Wirkung der ätherischen Öle immer mehr in Vergessenheit. In den letzten Jahrzehnten machte vor allem Frankreich von sich reden, was die Renaissance der ätherischen Öle angeht. Als erster prägte der französische Chemiker *René Maurice Gattefossé* 1928 den Begriff der *Aromatherapie*, nachdem er eher zufällig die

heilenden Wirkstoffe der ätherischen Öle des Lavendels entdeckt hatte und weiterhin Forschung in dieser Richtung betrieb. Dem Arzt *Jean Valnet* ist die wissenschaftliche Weiterentwicklung der Aromatherapie zu verdanken. Sie ist heute als eigenständige Heilweise anerkannt, vor allem in Frankreich, wo es einen eigenen Lehrstuhl gibt. In Italien sind es *Gatti* und *Cajola*, die für die Aromatherapie eintreten, in Deutschland ist es vor allem *Martin Henglein.*

Die Aromatherapie kommt der ganzheitlichen Pflege und Behandlung alter Menschen sehr entgegen. Ihre Anwendungsmöglichkeiten sind stimulierender, prophylaktischer, stärkender, heilender Art. In diesem Bereich wollen wir sie *Aromapflege* nennen.

Projektplanung, -durchführung und -auswertung
Als ersten Schritt stellte ich das Projekt im Zuge einer Leitungssitzung (Anwesende: Marketing-Leiter, Pflegedienstleitung, Stations- und Wohnbereichsleitungen) vor: Die Aromapflege sollte in meinem Wohnbereich mit 48 Bewohnern eingeführt werden, wobei wir uns zunächst auf prophylaktische, stimulierende und beruhigende Pflege für die dafür ausgesuchten Patienten beschränken wollen. Die Aromapflege sollte dem Personal zusätzliche Möglichkeiten in die Hand geben, die Beschwerden der Bewohner zu lindem, ihnen Zuwendung durch Berührung (Massagen und Auflagen) zu geben und zu ihrem Wohlbefinden beizutragen. Jede Aromapflege sollte dokumentiert und in die Pflegeplanung eingebracht werden.

Das Projekt wurde von der Pflegedienst- und Marketingleitung befürwortet. Mir wurde die Bezahlung einer Grundausstattung zugesagt. Diese bestand aus Aromalampen, Diffusern, Duftsteinen, ätherischen Ölen, Trägerölen und Zubehör wie Gefäße, Glasstäbe, Trichter etc. Die Kosten betrugen rund 300 Euro.

Da die Aromapflege für das Wohlbefinden der Menschen auf der körperlichen, seelischen und geistigen Ebene wirkt, betrachten wir sie als ganzheitliche Pflege. In diesem Sinne schulte ich die Mitarbeiter.
Die Seminare setzten sich aus folgenden Themen zusammen:

- Was sind ätherische Öle?
- Die spezielle Wirkungsweise – feinstoffliche und symptomatische Art
- Vorstellung bestimmter Öle und ihrer Wirkung.
- Trägeröle und ihre Verwendung
- Anwendungsmöglichkeiten der Öle
  - über den Geruchssinn: Duftlampe, Duftstein, feuchtes oder trockenes Tuch mit Öl über der Bettseite
  - über die Haut: Waschungen/Bäder, Einreibungen/Massagen, Kompressen

Die Zusammensetzungen und Dosierungen (Trägeröle/ätherische Öle, Emulgatoren/ätherische Öle) wurden nach Vorschrift genau festgelegt.

Die Mitarbeiter waren sehr interessiert und wir planten gemeinsam die weitere Vorgehensweise. Es wurden bestimmte Bewohner, die uns für die Aromapflege geeignet schienen, ausgewählt. Für den Einsatz zur Dekubitus-Prophylaxe entschieden wir uns für die Kriterien Harn- und Stuhlinkontinenz sowie Immobilität. Bettlägerigkeit, erhöhte Temperatur, Atemprobleme und Verschleimung waren die Auswahlkriterien für die Anwendung der Öle zur Pneumonie-Prophylaxe und atemstimulierenden Massage. Wenn es das Krankheitsbild zuließ, wurde der Bewohner entsprechend informiert und mit dem Duft, den wir für geeignet hielten, bekannt gemacht. Beim Spektrum der Essenzen zur Atemerleichterung konnten wir so auf individuelle Vorlieben reagieren. Bei demenziell erkrankten Bewohnern lag die Auswahl der Öle in unserem Ermessen.

Außerdem einigten wir uns auf eine Anzahl von zehn Ölen und legten schriftlich fest, welches Öl für welche Anwendung in Betracht kommen soll. Zwei Mitarbeiterinnen erklärten sich bereit, sich hauptverantwortlich um die Öle zu kümmern.

Dann informierte ich die behandelnden Ärzte der Bewohner über unser Vorhaben in Einzelgesprächen. Ihre Erfahrungen in der Aromatherapie reichten von gar keine bis gute Kenntnisse. Niemand hatte gegen die Pflege mit ätherischen Ölen etwas einzuwenden. Das Budget wird nicht belastet, da die Öle nicht von den Krankenkassen bezahlt werden. Es war auch möglich, in Absprache mit einem behandelnden Arzt eine Dekubitus-Wundheilung mit Lavendelöl zu beginnen, deren positiven Verlauf zu beobachten und zu dokumentieren.

Als nächsten Schritt informierten wir die Angehörigen von unseren Pflegeabsichten. Bei einem Rollstuhlausflug überzeugten wir sie von den Vorteilen der Pflege mit naturreinen Stoffen. Da der Kostenfaktor ein wichtiger Punkt war, wurden die Angehörigen gebeten, sich an der Anschaffung der benötigten Öle zu beteiligen.

Zur Zeit (August 2000) befinden wir uns in der Phase des Ausprobierens, der Beobachtung, der Dokumentation und Evaluation. Wir haben gute Ergebnisse durch prophylaktische Maßnahmen, insbesondere bei Dekubitusgefährdung. Dies gilt auch bei Maßnahmen der Entspannung und Stimulierung (auch basal). Da diese Behandlung vor allem bei demenziell erkrankten Heimbewohnern angewandt wird, kann man nicht davon ausgehen, dass sofort Rückmeldung bei Besserung des Zustandes erfolgt. Deshalb sind wir besonders auf Beobachtung des Verlaufs angewiesen, die über einen längeren Zeitraum erfolgen muss.

Zwei Bewohnerinnen reagierten bei Hauttests eines bestimmten Öles mit Hautreizungen. Das zeigt deutlich, wie wichtig es ist, vor Behandlung diesen Hauttest vorzunehmen.

Ausblick
Für die Zukunft werde ich mich fortlaufend, wann immer die Möglichkeit besteht, in dieser Richtung weiterbilden. Meinen Mitarbeitern werde ich dies ebenfalls empfehlen. Bei Dienstbesprechungen werden wir regelmäßig unsere Erfahrungen und neue Erkenntnisse besprechen, um immer sicherer im Umgang mit der Aromapflege zu werden. Aus anderen stationären Bereichen wird Interesse an diesem Thema bekundet, sodass davon auszugehen ist, dass sich die Aromapflege auch in den anderen Bereichen verbreitet und dass auch die Mitarbeiter fähig sein werden, in meiner Abwesenheit die Aromapflege durchzuführen. Es wird nötig sein, mit einem Kreis von Mitarbeitern einen Standard Aromapflege zu entwickeln, der dann allgemeine Gültigkeit für das ganze Haus erlangen wird.

Bericht nach zweijähriger Praxis der Aromapflege
Zum jetzigen Zeitpunkt (Oktober 2002) kann ich sagen, dass wir Pflegekräfte großes Vertrauen in die Wirksamkeit der Aromapflege gewonnen haben. Es gibt uns Sicherheit, etwas in der Hand zu haben, dessen positive Wirkung bei den damit behandelten Bewohnern so offensichtlich ist. Dies können wir auch belegen. Ein großer Erfolg ist auch, dass einige Hausärzte die Aromapflege jetzt in ihre Verordnungen mit einbeziehen.

Wie anfangs beschrieben, wird die Pflege mit Aromen in die Pflegeplanung aufgenommen. Anhand der Erfahrung mit der Pflege an verschiedenen Bewohnern, möchte ich ein Beispiel darstellen:
Es handelt sich um einen demenziell erkrankten Bewohner, der unter innerer Unruhe und trauriger Stimmung leidet. Zudem ist er harn- und stuhlinkontinent, hautempfindlich und rollstuhlbedürftig. Zeitweise hat er Probleme mit der Atmung (siehe Tabelle 2).

Tabelle 3 zeigt die Evaluation nach vier Wochen.

Auf den anderen beiden Wohnbereichen des Hauses wurde starkes Interesse an der Aromapflege bekundet. Ich habe mein Wissen im Rahmen von Fortbildungsveranstaltungen weitergegeben. Seit ca. einem Jahr pflegen alle Wohnbereiche mit ätherischen Ölen.
Aus anderen Häusern des Unternehmens kommen Anfragen mit der Bitte, in die Aromapflege eingeführt zu werden. Auch hier gab es Seminarveranstaltungen für die Pflegefachkräfte. Ich selbst habe mich durch weiterführende Fortbildungen und Literaturstudium weitergebildet.

Inzwischen wurde für das Unternehmen ein Pflegekonzept für demenziell erkrankte Bewohner entwickelt. Da von den Initiatoren des Konzepts das Potenzial der Aromapflege erkannt wurde, nimmt dieses jetzt einen festen Bestandteil im Pflegekonzept ein. Dies wurde von der Geschäftsleitung bestätigt und findet in unserem Pflege-Handbuch seinen schriftlichen Niederschlag.

Tabelle 2: (Aroma-)Pflegeplanung für einen demenziell erkrankten Bewohner

Probleme/Fähigkeiten	Ziel der Pflege	Pflegemaßnahmen
> innere Unruhe > Traurigkeit > kann sich äußern	– einen Rahmen schaffen, in dem Entspannung und Stimmungsumschwung möglich werden – Bedingungen schaffen, die das Empfinden von Freude ermöglichen	Gerüche herausfinden, die das Gemüt des Bew. ansprechen (Gefühle, Erinnerungen). Das Aufenthaltszimmer tägl. eine Stunde mittels Duftbrunnen o. Aromalampe beduften, z. B. mit Mandarine, Lavendel, Kiefer. Lieblingsgewohnheiten herausfinden Bei Unruhe eine Handmassage mit einer Mischung aus z. B. Lavendel, Palmarosa, Sandelholz/Basisöl durchgeführen.
> Einschlafstörung	schläft abends gut ein	Ein Tuch mit 2 Tr. Melisse u. 1 Tr. Lavendel wird an das Bett gehängt Beobachtung des Einschlafens
> Dekubitusgefährdung durch Harn- und Stuhlinkontinenz u. Rollstuhlbedürfigkeit (Druckbelastung) > neigt zu Hautirritationen	Erhaltung der intakten Haut	Waschung (Körperpflege) mit hautschonender Mischung = etwas Milch oder Sahne u. 2–3 Tr.Lavendel u. Palmarosa. o.ä. Behandlung der gefährdeten Stellen mit einer Mischung aus 100 ml Basisöl/30 Tr. Lavendelöl, Hautbeobachtung
> zeitweise Husten (früher starker Raucher) > stark verschleimt	Ist in der Lage selbstständig abzuhusten	Atemstimulierende Massagen mit einer Mischung aus 50 ml Basisöl, 8 Tr. Eukalyptus u. 7 Tr. Cajeputöl. Bei Husten wird ein feuchtes Tuch mit 2 Tr. Thymianöl beträufelt und in die Nähe des Bew. gehängt.

Tabelle 3: Evaluation nach vier Wochen

Probleme/Fähigkeiten	Ziel der Pflege	Pflegemaßnahmen
> Die Phasen trauriger Gestimmtheit sind sichtbar seltener geworden.	Freude empfinden	Die oben benannten Maßnahmen werden fortgesetzt.
> Macht einen wesentlich entspannteren Eindruck. > Schläft häufiger ruhig ein.	Entspanntheit und dadurch gutes Einschlafen weiterhin fördern.	
> Gute Hautbeschaffenheit	intakte Haut erhalten	Behandlungsmaßnahmen werden fortgesetzt.
> Hustet gut ab, Atemprobleme verringert.	Erhaltung des eigenständigen Abhustens	Behandlungsmaßnahmen werden fortgesetzt

Literatur

Davis, P.: Aromatherapie von A-Z. Knaur Verlag 1998.

Seminarunterlagen der Zusatzqualifikation »Berater/in für ganzheitliche Gesundheitspflege und Naturheilkunde«

Devereux, C.: Aromatherapie – die heilenden Düfte. Goldmann Verlag, München 1993.

Henglein, M.: Die heilende Kraft der Wohlgerüche und Essenzen. Oesch Verlag, Zürich 1989.

Keller, E.: Die Welt der Düfte – Handbuch der Aromatherapie. Goldmann Verlag, München 1991.

Valnet, J.: Aromatherapie. Heine Verlag, München 1997.

2. Der salutogenetische Ansatz

2.1 Die salutogenetische Sichtweise in der professionellen Pflege

Die Fragestellung: »*Wodurch bleibt ein Mensch gesund?*« bringt andere Antworten hervor als die Frage: »*Was macht den Menschen krank?*« Die letztgenannte Frage war oder ist das Hauptparadigma der Schulmedizin. Dieses Paradigma begann mit der Entdeckung des Milzbrandbazillus und des Tuberkelbakteriums, dadurch entstand auch eine neue Sichtweise von Krankheit: die Pathogenese (die Lehre von der Entstehung und Entwicklung eines krankhaften Geschehens). Die Krankheit kam von außen, der Kranke war ihr anscheinend hilflos ausgeliefert. Dem Patienten wurde durch diese Sicht eine passive Rolle im Krankheitsgeschehen und im Gesundwerdungsprozess zugewiesen. Er wurde zunehmend von Experten abhängig.

In diesem Krankheitsverständnis war es nur logisch, die Heilung von außen, von Experten, von Medikamenten und Apparaten, zu erwarten. Je mehr dieses Vorgehen in der Schulmedizin perfektioniert wurde, umso weniger Beachtung schenkte man den nichtmessbaren Charakteristika des Menschen wie Seele, Gedanken, Vorstellungen und Gefühle. Der Patient mit seinen individuellen Bedürfnissen, seinen subjektiven Neigungen und Abneigungen wurde nicht ernst genommen. Es war keine Rede davon, dass der Patient an seinem Heilungsprozess beteiligt werden, dass er Eigenverantwortung übernehmen könnte.

Die salutogenetische Fragestellung: »*Wodurch bleibt ein Mensch gesund?*« lenkt die Wahrnehmung und daran anschließend die Forschung in eine ganz neue Richtung. Dieses Umdenken begann 1970 mit dem Medizinsoziologen *Aaron Antonovsky*. Er erhielt unerwartete Ergebnisse einer Datenanalyse von Menschen, die in Konzentrationslagern gewesen waren. »*Den absolut unvorstellbaren Horror des Lagers durchgestanden zu haben, anschließend jahrelang eine deplazierte Person gewesen zu sein und sich dann ein neues Leben in einem Land aufgebaut zu haben, das drei Kriege erlebte … und dennoch in einem angemessenen Gesundheitszustand zu sein! Das war für mich die dramatische Erfahrung, die mich bewusst auf den Weg brachte, das zu formulieren, was ich später (1979) als das salutogenetische Modell bezeichnet habe.*«

Das griechische Wort Salutogenese bedeutet »*das Entstehen von Gesundheit, von Heil-sein*«. Bei der Frage nach den Eigenschaften und Fähigkeiten des auch unter Belastung gesundbleibenden Menschen entdeckte *Antonovsky* drei Faktoren, die er in seinem Kohärenzkonzept zusammenfasste:

1. Verstehbarkeit der Situation
2. Handhabbarkeit der Situation
3. Bedeutsamkeit der Situation.

Diese drei Faktoren können durch ganzheitliche Beratungsgespräche gefördert werden.

Die Betrachtung von Kranksein und Gesundsein – ähnlich dem Yin und Yang Symbol – als Kontinuum mit jeweils sowohl gesunden als auch kranken Anteilen ist im Pflegeprozess bereits verwirklicht. Die Problemebene entspricht dem pathogenetischen Blick und die Ressourcenebene dem salutogenetischen; auf der Ebene des Ziels ist die Trennung aufgehoben.

Während die Frage nach dem Krankmachenden als Antwort die Versorgungsmedizin hervorgebracht hat, entsteht mit der Frage nach dem Gesundmachenden das Interesse am Individuum in seiner Ganzheit. Hier haben auch psychosomatische Modelle einen Platz. Um den Lebensfaden des Patienten im Heilungsprozess aufnehmen zu können, sind einfühlsame Gespräche mit klarer Entscheidungsfindung für die Ziele erforderlich. Der Helfer, der die Eigenverantwortung des Patienten ernst nimmt, wird die Gespräche anders führen, als ein Helfer, der sich als Allwissender präsentieren zu müssen glaubt.

In der Mündigkeit des Patienten begründet sich der steigende Bedarf an professionellen Beratungsgesprächen, in denen das individuelle maßgeschneiderte Therapiekonzept gemeinsam mit dem Patienten erarbeitet wird. Durch die Beteiligung kann der Patient sich besser mit der Problemlösung identifizieren. Beratung in diesem Sinne ist mehr als Informationsweitergabe, mehr als die Wegbeschreibung auf die Frage »Wo geht es denn hier zum Bahnhof?« Es bedeutet: Jede Gesundheitsaufgabe mit dem Patienten gemeinsam neu zu lösen.

Es geht darum, herauszufinden:
- Wie kann der Patient seine Situation verstehen?
- Wie kann der Patient seine Krankheit handhaben? Was kann er selbst für sich tun?
- Welche Bedeutung hat das für sein Leben?
- Was kann ich als Helfer dazu beitragen?

Um diese Gespräche qualitativ hervorragend führen zu können, benötigt der Berater bestimmte Kommunikationsfähigkeiten und die entsprechende innere Haltung. Den Patienten als Ganzes sehen – dieses Denken ist den Pflegefachkräften wohl bekannt und zeigt sich besonders in der richtigen Anwendung des Pflegeprozesses einschließlich der Ressourcen und des Lebenskontextes des Patienten.

Zusätzlich betont werden müsste noch die Beratung bezogen auf präventive Maßnahmen, die Stärkung des Immunsystems und, bei Bedarf und auf Wunsch, die professionelle Integration der Naturheilkunde.
Schon bevor Krankheitssymptome auftreten, können die »generalisierten Abwehrmechanismen« im Menschen gestärkt werden. Zur Salutogenese gehört die Förderung gesundmachender und erhaltender Kräfte, die Stärkung der körpereigenen Abwehrmechanismen und Selbstheilungskräfte, das Verlassen der Rolle des passiven Opfers, das Übernehmen der Rolle des aktiv Handelnden in gesunden wie in kranken Tagen.

Das salutogenetische Modell ist ähnlich der Haltung einer ganzheitlichen Pflege. Für die Umsetzung der ganzheitlichen Pflege hat *Sr. Liliane Juchli* seit 1975 entscheidende Arbeiten und Bücher veröffentlicht. Die Pflegeforschung tut gut daran, sich auf diese Wurzeln zu besinnen. Darauf aufbauend könnte man schneller an Ergebnisse kommen und innovative Konzepte für die aktuelle Situation im Gesundheitswesen beisteuern, in denen der Patient nicht auf einen Wirtschaftsfaktor reduziert wird.

So wird das Salutogenese-Konzept beispielsweise in der Klinik für Tumorbiologie in Freiburg umgesetzt:

- Aufspüren und Unterstützen der eigenen Kräfte des Patienten: Hilfe zur Selbsthilfe.
- Psychologische Stützung im Umgang mit der Tumorerkrankung.
- Einbinden des Patienten in seine Entscheidungsprozesse.
- Förderung von Selbstständigkeit, Eigenverantwortung, Eigeninitiative.
- Aktive Beteiligung des Patienten an seiner Therapie und Pflege.
- Nutzung der unkonventionellen Mittel und Verfahren der Krebsmedizin.
- Vermitteln einer positiven Atmosphäre, in der die Patienten zu sich selbst finden können. (www.tumorbio.uni-freiburg.de/saluto.html)

2.2 Projektbericht: Sie können selbst etwas für sich tun! – Gesundheitspädagogische Möglichkeiten auf einer offenen Station in der Psychiatrie

Edelgard Weber

Um salutogenetische Aspekte in ihrem Arbeitsgebiet in der Psychiatrie einbringen zu können, wählte Edelgard Weber die Vorgehensweise mit Vorträgen für Patienten.

Bei meiner Arbeit auf der psychiatrischen Station merkte ich immer wieder, dass Patienten einen Bedarf an gesundheitlicher Aufklärung haben. Sie fragen oft nach pflegerischer Hilfe oder Medikamenten, sind dankbar, wenn sie Tipps bekommen, wie sie sich selbst etwas Gutes tun können. So hatte ich die Idee, Gesundheitsberatung in Form von Kurzreferaten zu je einem Thema anzubieten. Für den Kollegenkreis hatte ich im Rahmen der wöchentlichen Fortbildung im Laufe der Jahre schon öfter Vorträge über psychiatrische oder pflegerische Themen gehalten.

Zunächst musste ich nach der Rückkehr von der Zusatzqualifikation »Berater/in für ganzheitliche Gesundheitspflege und Naturheilkunde« auf meiner Station allerdings Überzeugungsarbeit leisten. In der Teamsitzung erzählte ich, was wir in der Fortbildung gelernt hatten und dass ich den Patienten gern etwas von meinem naturheilkundlichen Wissen vermitteln wolle. Es dauerte eine Weile, bis alle Kollegen davon überzeugt waren, dass ein weiteres Angebot im ohnehin gut gefüllten Therapieplan den Patienten sehr zugute käme, weil es ihre Eigenverantwortlichkeit stärken kann. Auch der Chefarzt der Abteilung erklärte sich einverstanden.

Als geeigneten Termin für solch ein Angebot wählte ich die Stationsversammlung am Montag. Nach der Besprechung anderer wichtiger Angelegenheiten des täglichen Lebens bleibt an diesem Tag noch circa eine Viertelstunde Zeit für Verschiedenes. Ich berichtete den Patienten von meinem Vorhaben und fand ein positives Echo. Mit meinen naturheilkundlichen Referaten wollte ich den Patienten mit psychischen Erkrankungen einige Möglichkeiten aufzeigen, wie sie ihren verschiedenen Beschwerden mit den »Fünf Säulen der Naturheilkunde« nach *Sebastian Kneipp* zu Leibe rücken können.

Es ist ein bekanntes Problem, dass manche psychiatrischen Erkrankungen mit körperlichen Symptomen einhergehen. So wird eine Depression oft von Verstopfung, die Schizophrenie von Schlafstörungen begleitet. Aber auch durch das geschwächte Immunsystem leiden diese Kranken hin und wieder unter Infekten, Allergien usw. Natürlich haben psychisch Kranke nicht nur Schwächen, sondern auch ihre starken Seiten! So stehen viele Patienten heute der medizinischen Maschinerie kritisch gegenüber und möchten an ihrem Heilungsprozess mitwirken. Manche leben schon seit einiger Zeit gesundheitsbewusst. Sie achten auf ausgewogene Ernährung, genügend Bewegung an frischer Luft und anderes mehr. Andere möchten erst einmal überzeugt werden, dass man sich mit gesunder Lebensweise wohler fühlt. Hier setzt meine Intention an!

Um den Patienten gleich ein Gefühl des Mitentscheidens zu geben, ließ ich sie zwischen zwei Themen wählen, die ich schon etwas vorbereitet hatte. Da Schlafstörungen und Verdauungsprobleme häufige Themen in der Psychiatrie sind, waren es auch meine ersten Referatsvorschläge, hinzu kam die Prophylaxe von Obstipation, Herz-Kreislaufproblemen u.ä. Einmal im Monat trage ich mittlerweile in der Stationsversammlung etwas vor. Da die Patienten im Schnitt vier bis acht Wochen bei uns bleiben, hören die meisten jedes der meistgewählten Themen einmal. Ganz sinnvoll ist es, die Struktur des Regelkreises – Ziel, Problem, Ressourcen, Maßnahmen – auch für die Referate zu übernehmen. Inhaltlich lehnt sich jeder Vortrag an die fünf Säulen der Naturheilkunde nach Kneipp an: Bewegung, ausgewogene Ernährung, Wasseranwendungen, Ordnungstherapie, Kräuterheilkunde.

Als konkretes Beispiel möchte ich das Thema »Erkältungserkrankungen« darlegen. Das Ziel sollte es hier sein, die körpereigene Abwehr so zu stärken, dass es erst gar nicht zu einem Infekt kommt. Ist dieser bereits eingetreten, so sollte er so klein gehalten werden, dass er dem Menschen nicht gefährlich wird.

In unseren Klimazonen lassen Kälte, Nässe und der Kontakt mit großen Menschenmassen Erkältungen leicht entstehen und es besteht Ansteckungsgefahr. Unsere Chance ist es, durch richtiges Verhalten und geeignete Vorsichtsmaßnahmen selbst etwas zu unserem Schutz tun zu können.

Die einzelnen Maßnahmen:
1. »Säule«: Bewegung: Zur Abhärtung des Körpers ist es wichtig, sich täglich an der frischen Luft zu bewegen. Das stärkt den oft vom langen Sitzen in geheizten Räumen verweichlichten Organismus. Die verschiedenen Klimareize kurbeln Kreislauf und Immunsystem an. Eine viertel bis eine halbe Stunde pro Tag darf es schon sein, und wenn es mit Freude verbunden ist, wirkt es noch besser.
2. »Säule«: Wasseranwendung: Da wären zunächst die Kneipp'schen Güsse zu nennen, die zur Vorbeugung von Infekten sehr hilfreich sind, vor allem bei regelmäßiger Anwendung. Auch Wassertreten und ähnliches tut gut. Wie die Klimareize härten die Wasserreize den Körper ab. Heilbäder erwähne ich weiter unten.
3. »Säule«: Ernährung: Eine ausgewogene, vitaminreiche Kost hilft dem Körper, sich gegen Krankheitserreger zur Wehr zu setzen.
4. »Säule« Ordnungstherapie: Heute kann man das besser nennen: Einen ausgewogenen Wechsel zwischen Anspannung und Entspannung. Der Mensch soll lernen, in seinem Leben Zeiten der Arbeit, des Stresses mit Phasen der Entspannung auszugleichen. Jeder muss hier seinen eigenen Rhythmus finden. Die Anspannungszeiten werden meist von der Arbeitszeit vorgegeben. Möglichkeiten der Entspannung durch Hobbies. Spaziergänge, Yoga oder ähnliches sollte sich jeder selbst schaffen, eventuell erlernen.
5. »Säule« Kräuterheilkunde: Bei beginnendem grippigem Gefühl hilft es oft, die Krankheitskeime durch ein heißes Wannenbad mit entsprechendem Zusatz, zum Beispiel Eukalyptus, auszuschwitzen. Eine Stunde Ruhe danach gehört dazu. Tees wie Lindenblüten- oder Holunderblütenaufguss wirken unterstützend. Die Einnahme von Vitamin C oder Echinacin helfen dem Körper auch, die Viren abzuwehren.

Wenn die Nase bereits läuft, können Kopfdampfbäder mit Kamille oder Pfefferminzöl den Reinigungsvorgang unterstützen. Sollte die Nase verstopft sein, kann man mit einer Meerwassernasendusche Abhilfe schaffen. Bei Fieber gehört der Betroffene unbedingt ins Bett! Baden würde jetzt wegen der Kreislaufbelastung schaden. Aber eine lauwarme Dusche mit anschließender Bettruhe, leicht zugedeckt und ohne sich abgetrocknet zu haben, kann durch die Wasserverdunstung auf der Hautoberfläche das Fieber um bis zu einem Grad senken.

Wenn bereits ein Reizhusten quält, kommen Pflanzen zum Einsatz, die Schleimstoffe enthalten. Diese lindern den Reiz, sodass der Patient zur Ruhe kommen und den nötigen Schlaf finden kann. Mit Tee aus Spitzwegerich, Eibisch, Huflattich (um nur einige zu nennen) kann man den Reizhusten lindern. Teesorten, die Saponine enthalten, verflüssigen den festsitzenden Schleim, sodass er abgehustet werden kann. Dazu gehören zum Beispiel Süßholz, Fenchel und Anis. Teemischungen mit diesen Kräutern können in jeder Apotheke, Drogerie oder im Reformhaus gekauft werden. Thymian wirkt außerdem antibakteriell. Ätherische Öle, wie Pfefferminz, Lavendel oder Eukalyptus, können als Inhalation die Symptome lindern.

Nun noch kurz ein Wort zur Methode: Während ich anfangs zuerst das Referat hielt und dann die Patientenrunde um Ergänzungen bat, erarbeitete ich im Laufe der Zeit erst einige Beiträge aus dem Kreis der Zuhörer. Dennoch kann ich nicht sagen, ob die eine oder andere Form besser ist, da es auch immer von der jeweiligen Zusammensetzung des Klientels abhing, wie die Reaktionen ausfielen. Es gab eine gewisse Bandbreite von begeistertem Lob und eifrigem Ausprobieren, längerem Schweigen mit nur zögernden Antworten, bis hin zu der Frage: »*Ist die Teilnahme Pflicht oder darf man auch rausgehen?*« Da diese Frage ausgerechnet von der Patientin kam, die sonst grundsätzlich keine chemischen Medikamente einnehmen wollte, sich auf pflanzliche Arzneien vorsichtig einließ, konnte ich auf ihre Situation eingehen und entsprechend reagieren: »*Sie haben doch schon mal Interesse an Pflanzenheilkunde gezeigt. Daher könnte der Vortrag gerade für Sie etwas sein!*«. Sie blieb dabei.

Zur Visualisierung für die Patienten brachte ich den Inhalt des jeweiligen Referats in gestraffter Form auf einer Seite an der Pinnwand der Station an. So konnten es sich die Patienten nochmal in Ruhe durchlesen. Viele psychiatrische Patienten haben Konzentrationsprobleme, was das Aufnehmen neuer Inhalte erschwert. Das sollte uns Pflegende aber nicht davon abhalten, trotzdem gesundheitspädagogisch tätig zu werden!

Fazit

Trotz anfänglicher Einführungsprobleme ist es mir gelungen, den monatlichen Gesundheitsvortrag mit wechselnden Themen als sinnvollen Beitrag zum Therapieprogramm einzuführen. Es ist ein wertvoller, eigenständiger, pflegerischer Beitrag innerhalb der Stationsarbeit. Während der Zeit ihres Aufenthalts im Krankenhaus haben die Patienten die Chance, aktiv etwas für sich zu tun und an ihrem Genesungsprozess mitzuarbeiten. Das kann ihnen auch seelischen Auftrieb geben, ihnen nach verzweiflungsvollen oder resignativen Phasen wieder Hoffnung geben. So werden durch die Naturheilkunde Körper, Geist und Seele angesprochen. Dies war das Ziel meiner gesundheitspädagogischen Maßnahme.

Literatur

Kneipp, S.: »Meine Wasserkur. So sollt Ihr leben«. Verlag Das Beste.
Seminarunterlagen der Zusatzqualifikation »Berater/in für ganzheitliche Gesundheitspflege und Naturheilkunde«

2.3 Projektbericht: Heilkräutertees im Altenpflegeheim – Eine ganzheitlich-gesundheitliche und geschmackliche Bereicherung des Trinkangebots

Bernhard Frey

Der folgende Kurzbericht von Bernhard Frey zeigt, wie man im Altenheim beginnen kann, mit dem salutogenetischen Ansatz (für viele alte Menschen gar nicht so neu) an Ressourcen anzuknüpfen und die Lebensqualität zu verbessern.

Etwas eintönig ist es oft – das Trinkangebot in Altenpflegeheimen: Morgens zwei Tässchen Kaffee, mittags einen Tee, nachmittags noch einmal Kaffee und abends wieder Tee. Da sich der Geschmackssinn der alten Menschen verändert, das Durstgefühl nachlässt, ist es von besonderer Wichtigkeit, immer wieder für Variationen zu sorgen und dabei immer auch an die Flüssigkeitsmenge zu denken. Es könnte doch sein, dass die alten Menschen wieder mehr Freude am Teetrinken finden, wenn der Geschmack mehr variiert und nebenbei noch gesundheitliche Aspekte durch die Wirkung der Kräuter ins Spiel kommen? Wohlschmeckende, abwechslungsreiche Tees können die Getränkepalette auf den Wohnbereichen unserer Altenheime positiv aufpeppen.

Bei *Kneipp* spielt die Phytotherapie als eine seiner fünf Säulen für ein gesundes Leben eine wichtige Rolle. Phytotherapie meint – und das ist der zweite Aspekt meiner Kräuterteeaktion – die Vorbeugung und Behandlung von Krankheiten des Menschen durch Pflanzen, Pflanzenteile und deren Zubereitungen. Heilen mit

Pflanzenheilmitteln könnte gerade in der Multimorbiditätssituation alter Menschen eine hohe Bedeutung haben, da sie meistens sanfter sind als Tabletten und Kapseln. Hinzu kommt der ganzheitliche Aspekt der Kräuter, da Pflanzenheilmittel auch einen geistig-geistlichen Impuls geben. In jeder Pflanze sind ein oder mehrere Wirkstoffe, die für den Menschen ganzheitlich nutzbar gemacht werden können. So werden Kräutertees auch zu Heiltees, die dem Menschen viele Impulse zur prophylaktischen Gesunderhaltung und – bei Krankheit – sogar zur Gesundwerdung geben.

Die Neufassung des deutschen Arzneimittelgesetzes vom 1. Januar 1978 hat eine große Renaissance der Phytotherapie eingeläutet. Sie rechnet die Phytotherapie zu den besonderen Therapierichtungen und damit auch wieder zur »modernen« Medizin. Außerdem verweist sie auch auf den spirituellen Bereich, weil sie seelisch-geistige Zusammenhänge betont und damit die Einseitigkeit ausschließlich chemisch-physikalischer Vorgänge überwindet. Gewiss hat ein Kräutertee keine pharmakologisch streng definierte, stets reproduzierbare, meist monokausale Wirkung (die von der Schulmedizin so gern gewollt und erwünscht ist). Er wirkt auf verschiedenen Ebenen, eben ganzheitlich, setzt Impulse und gibt dem Körper gesundheitsförderliche Anregungen.

Aus diesen Überlegungen probierte ich über einen Zeitraum von zwei Wochen hinweg verschiedene, neue Kräuterteevariationen in dem Altenheim aus, in dem ich derzeit arbeite.

- Grüner Tee (immunstärkend, anregend, diuretisch)
- Weißdornblüten- und Misteltee (Herzstärkungstee, gut für die Gefäßwandelastizität der Herzkranzgefäße)
- roter Lapachorindentee, »der göttliche Baum der Indianer« (anregend und immunstimulierend, Antioxidans)
- Johanniskrauttee (beruhigend, ausgleichend)
- Beifußkrauttee (krampflösend, entgiftend, stimmungsaufhellend – Gallentee)
- Baldrianwurzeltee (angstlösend – Schlaftee)
- Brennnesseltee (senkt den Harnsäurespiegel, diuretisch wirksam)
- Fencheltee; zerstoßene Früchte (magenfreundlich, gegen Blähungen)
- Bärlapptee (gegen Nierengrießbildung, bei chronischer Stuhlverstopfung)
- Schafgarbenkrauttee (»Loslasstee«, entkrampfend)
- Matetee, »grünes Gold der Indios« (wirkt anregend ohne aufzuregen – gegen Müdigkeit, auch diuretisch wirksam)
- Hopfentee (zur Beruhigung und für gesunden Schlaf)
- Buchweizenkrauttee (fördert die Venendurchblutung bis in die feinsten Kapillaren)
- Goldrutentee (harntreibend, entgiftend und harngriessausschwemmend)
- Rosmarintee (anregend und kreislaufstärkend, appetitanregend)

- Quendel- und Thymiantee (krampf- und schleimlösend – Bronchialtee)
- Roibuschtee (anregend, sehr mineralstoffreich)
- Spitzwegerichtee (gegen Husten, Heiserkeit)
- Lemongrastee (anregend, Zitrusgeschmack)
- Salbeitee (gegen Heiserkeit und zum Lösen von Verschleimung)
- Holunderblütentee (schweißtreibend, antipyretisch, bei Erkältung)
- echte Kamille (entkrampfend im Magen-Darmbereich, schweißtreibend)
- Löwenzahntee (blutreinigend, leber- und gallewirksam)
- Eibischwurzeltee, nur gekocht, (hustenreizmildernd, darmverstimmungsregulierend)
- grüner Hafertee (Entschlackungstee, Entsäuerung, Ausschwemmen der Harnsäurekristalle)
- Kleinblütiges Weidenröslein (zur Desinfektion der Harnwege)
- Zinnkrauttee (bindegewebsstärkend, diuretisch wirksam, blasenfunktionsfördernd)
- Huflattichtee (gegen Husten, beruhigt entzündete Schleimhäute, auswurffördernd)
- Teufelskralle, Kaltansatz über Nacht, dann etwas aufwärmen, (zur Reduzierung von entzündlichen Vorgängen und zur Ausschwemmung von Schlacken aus den Gelenken)
- Lavendeltee (Beruhigungstee)

Mit den geistig noch agilen Heimbewohnern führte ich ein Vorbereitungsgespräch, in dem ich erklärte, dass ich selber leidenschaftlicher Teetrinker bin, der die Naturkräfte in den Kräutern gern nutzt und der ihnen auch an der ganzen Vielfalt der Geschmacksrichtungen Anteil geben möchte. Hinzu kommt noch die Heilkraft der einzelnen Kräuter, die vielen Menschen gut tut. Ich verwies auf Sebastian Kneipp, bei dem die Phytotherapie eine seiner fünf Säulen ist. Ich nannte ein paar Beispiele, wie Kräutertees auch wirken (Kamille, Fenchcl, Salbei) und sagte dann: *»Sicher haben ihre Eltern früher noch viel mehr als wir heute Krankheiten natürlich und mit Kräutern der Natur behandelt«* und erlebte, welches Kräuterwissen alte Menschen zum großen Teil noch haben. Viele erzählten, dann Geschichten aus ihrer Kindheit, welche Tees ihre Eltern bei verschiedenen größeren und kleineren Gebrechen angewendet hatten.

Über Geschmack lässt sich ja bekanntlich streiten – bei einigen Tees aber gab es doch deutliche »Mehrheitsvoten« für guten oder weniger guten Geschmack. So kamen grüner Tee, Buchweizenkrauttee und grüner Hafertee mehrheitlich besonders gut an, weniger gut, wegen des Nachgeschmacks, wurden Bärlapptee, Baldrianwurzeltee und Salbeitee empfunden.

Es gab in der Zeit der Durchführung dieses Kräuterteeprojekts viele Gespräche bei, vor und nach den Essen über gesundheitliche und geschmackliche Aspekte von Kräutern und Tees. Insofern hat sich die Kräuterteeaktion in unserem Altenheim mehr als gelohnt: Das Trinkangebot wurde bereichert und in Zukunft steht ein Weg offen für mehr Teesorten und damit geschmacklicher Vielfalt. Als nächsten Schritt plane ich den gezielten Einsatz von Heilkräutertees z. B. bei Schlafstörungen.

Literatur

Furlenmeier, M.: Kraft der Heilpflanzen. Verlag F.P. Schwitter Holding, Zürich 1981.

Pahlow, M.: Das große Buch der Heilpflanzen. Gräfe und Unzer, München 1993.

Kircher, T.; Lowery P.: Praktische Einführung in die Kräuterheilkunde. Hugendubel Verlag, München 1996.

Heilpflanzen und ihre Wirkung. Bechtermünz Verlag, Augsburg 1996.

Seminarunterlagen der Zusatzqualifikation »Berater/in für ganzheitliche Gesundheitspflege und Naturheilkunde«.

3. **Das gsh-Kontinuum** (ganzheitlich sinnvoll handeln)

A S K E S E I M D E N K E N

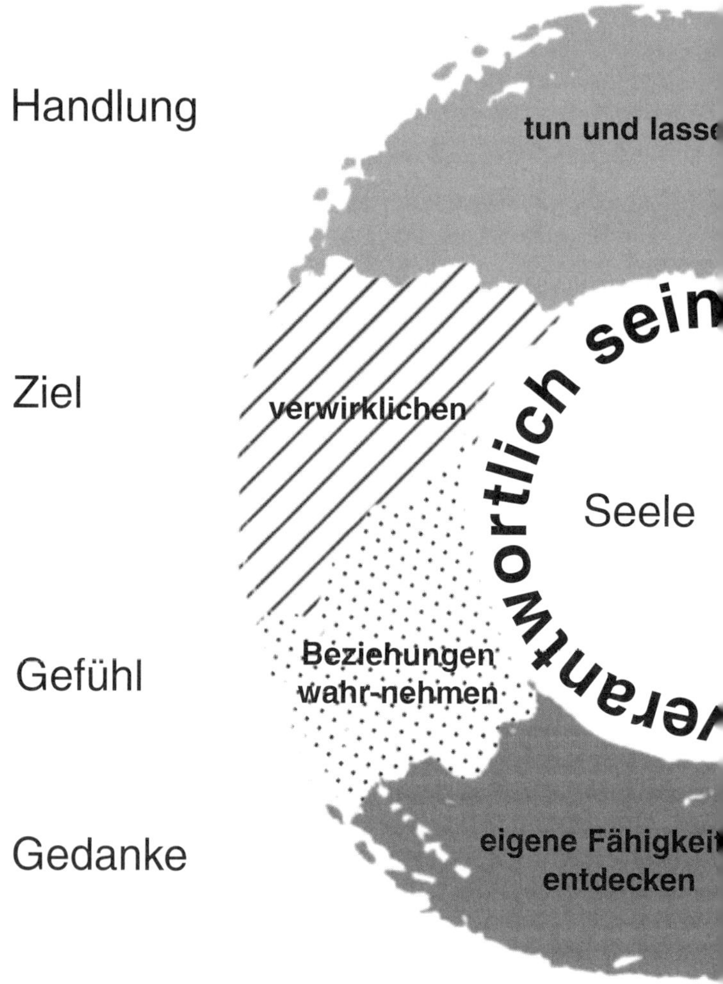

Fähigkeiten zur gesunden Lebensführung (FGL)

F- 1. ein- und ausatmen
F- 2. das Blut bewegen und die Körperwärme regeln
F- 3. essen und trinken
F- 4. verdauen und ausscheiden
F- 5. den Körper bewegen
F- 6. sich des Körpers bewusst sein
F- 7. die Haut pflegen
F- 8. pflegen der äußeren Erscheinung
F- 9. sich orientieren
F-10. sich verständigen
F-11. wachsein und schlafen

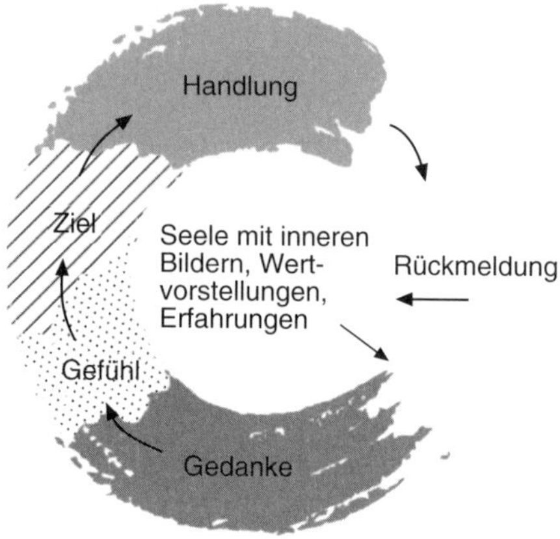

Abb. 1: Das gsh-Kontinuum

3.1 ganzheitlich sinnvoll handeln

Das Bild des gsh-Kontinuums symbolisiert ein offenes und kohärentes System, das durch geistige und körperliche Funktionen in ständigem Austausch mit der Welt steht. Die grafische Darstellung enthält die bunte Seite des Geistes mit der Askese im Denken und die Seite des Körpers mit den 12 Fähigkeiten zur gesunden Lebensführung. Über das prozessorientierte Denken werden Körper und Geist in einem inneren Zusammenhang verbunden. Der farbenneutrale, helle innere Teil steht für die unbewusste Seite der Seele und wird umrahmt von den Farben des Bewusstseins über seine Gedanken, Gefühle, Ziele und Handlungen.

Die Seele beinhaltet alle Prägungen, Wertvorstellungen und inneren Bilder des Menschen genauso wie die Farbe weiß auch die Summe aller Farben des Lichts ist. So wie ein Prisma farbloses Licht in die Regenbogenfarben zerlegt, wenn ein Lichtstrahl darauf fällt, zeigt der im Original vierfarbige Bogen des gsh-Kontinuums die bewusste Seite mit den Grundimpulsen der Seele: **Gedanke, Gefühl, Zielvorstellung und Handlung**. Erfahrungen durch Rückmeldung hinterlassen Eindrücke in der Seele und können durch bewusste Verarbeitung zu neuem Ausdruck verhelfen. Bei Bedarf kann auch die Farbensymbolik mit ihrer heilenden Wirkung in das Denksystem integriert werden.

Die Denkschritte des gsh-Kontinuums bilden eine inhärente Logik und sind im Bewussten unterscheidbar, aber nicht trennbar. Die bewusste Betrachtung des Jetzt eines Augenblicks ist wie ein Schnitt im Kontinuum der Bewegung. Daher ist es wichtig, den Fokus der Betrachtung kontinuierlich fließen zu lassen. Denn so wie jeder Gedanke Gefühls-, Ziel- und Handlungsanteile enthält, ist es auch entsprechend bei den anderen Etappen des Kontinuums. Damit Geist sichtbar werden kann, vergleiche ich ihn mit Licht. Genau wie Licht braucht auch der Geist eine Art Projektionsfläche ähnlich einer Kinoleinwand. In der Stille ist die Leinwand im Inneren des Menschen; im geschäftigen Tun und in der Fremdbestimmung projiziert man seine inneren Bilder auf den anderen. In beiden Fällen bekommt der Geist ein Gesicht.

Der seiner selbst-bewusste Mensch kennt sein Verantwortungsspektrum. Er kann seine Gedanken beobachten und aktiv ändern. Er hat Zugang zu seinen Gefühlen, kann sie erleben und auch verbal ausdrücken, mitteilen. Er entdeckt im Laufe des Lebens immer neue Fähigkeiten an sich und ist in der Lage, den Weg zu seinen Nah- und Fernzielen selbst zu bestimmen. Er vertraut seinem Organismus und unterstützt dessen Fähigkeit, die körperlichen Funktionen aufrechtzuerhalten und die Selbstheilungskräfte in Gang zu setzen. Er akzeptiert die Vergänglichkeit seiner Existenz.

Der seiner selbst-bewusste Mensch hört seine innere Stimme und berücksichtigt die existentiellen Bedürfnisse. Dazu stehen ihm vielfache Verhaltensmöglichkeiten zur Verfügung, unter denen er diejenige, dem Augenblick adäquateste, auswählen kann. Er kann Beziehungen wahrnehmen, ist offen für Erfahrungen und kann sie verarbeiten. Er erlebt sich als ein handlungsfähiger, sozialer Organismus – ein im Fluss seiender Mensch, der gern lebt.

3.2 Entstehungsgeschichte

Das gsh-Kontinuum (**g**anzheitlich **s**innvoll **h**andeln) ist eine Methode »Marke Eigenbau« und wurde von mir zunächst gar nicht als Methode für andere konzipiert. Ich habe lediglich meine tägliche Arbeit in der Praxis reflektiert und das Ergebnis in Verbindung mit meinem Krankenpflegefachwissen gebracht.

In persönlichen Problemsituationen hat mir der Regelkreis zur Problemlösung (Pflegeprozess) geholfen. Bei der Selbsterforschung kam ich immer wieder an Grenzen und spürte sowohl Wissens-, als auch Kompetenzdefizite. Ich besuchte Seminare und Vorlesungen, absolvierte Weiterbildungen und stellte mir sozusagen (mir damals unbewusst) mein eigenes Curriculum zusammen. Da ich das Gelernte immer gleich im Arbeitsalltag oder auch privat ausprobierte, also sozusagen auf den Prüfstand meines eigenen Lebens stellte, hat sich das, was ich für gut befunden habe, mit meinen eigenen Gedanken verwoben und mir zu neuen Fähigkeiten verholfen. Das hat nun allerdings den Nachteil, dass ich bei manchen Erkenntnissen nicht mehr die Quelle angeben kann; schlimmer noch: dass ich manches so verinnerlicht habe, dass ich es für meine eigene Idee halte, obwohl ich es vielleicht in einem Seminar gehört habe. Ich bitte die Leser hier um Nachsicht.

Ab 1987 forschte ich zwei Jahre lang für einen EDV-Hersteller zu den Themen »Pflegemodelle, Pflegeprozess, Pflegestandards und Pflegequalität«. Das Krankenpflegefachwissen der analysierten Häuser sollte in eine Struktur gebracht werden, in die dann alle »Pflege-Eventualitäten« eingeordnet werden konnten. Am Schluss sollte ein Datenmodell stehen. Dieses Datenmodell sollte gleichzeitig als Programmiervorgabe für ein EDV-Programm zur Unterstützung der Dokumentation des Pflegeprozesses dienen. In dieser Zeit wurden mir durch die systematische Arbeit so viele Zusammenhänge bewusst wie nie zuvor: z. B. Gemeinsamkeiten und Unterschiede zwischen den einzelnen Pflegemodellen, der Zusammenhang der persönlichen Vorstellung von Gesundheit und Krankheit mit dem Pflegeprozess etc.

So wurde aus »meiner« Methode allmählich das gsh-Kontinuum, eine logische Struktur, die allgemeingültig ist, deren Inhalte aber individuell sind. Im Ursprung war diese Methode die persönliche Handhabung meines Lebens und Gesundheitszustandes. Ich lernte und lerne immer noch vom gsh-Kontinuum. Durch die Forschungsarbeiten, durch den bewussten Umgang mit mir selbst, konnte ich schließlich ableiten, wie jeder für sich selbst sein eigenes, schon vorhandenes Lebensmodell entdecken kann. Das ist in zweifacher Hinsicht erforderlich:

1. Erst nach der Bewusstmachung ist eine Änderung möglich, falls gewünscht.
2. Voraussetzung für professionelle Arbeit ist, sich selbst so weit einschätzen zu können, dass man die eigenen Maßstäbe nicht als allgemeingültig ansieht.

Mit der strukturierten Reflexion in Form des gsh-Kontinuums (siehe Tabelle 4) wächst das Verständnis für sich selbst. Genauso kann auch die Systematik des Pflegeprozesses als Instrument zur Reflexion und Planung genutzt werden. Sie nimmt das Gewesene in die Informationssammlung auf (Vergangenheit), bewertet es nach Problemen und Ressourcen (Gegenwart) und verlangt den Blick in die Zukunft (Ziel). Um das Ziel Wirklichkeit werden zu lassen, muss man Maßnahmen planen und dann entsprechend handeln.

3.3 Grundlagen des gsh-Kontinuums: Jeder ist sein eigener Forscher

Warum ist das gsh-Kontinuum, also die bewusste Anwendung des inneren Wissens so wichtig? Ein Blick in die Pflegepraxis beweist es: Hier ist ein großer Schatz an kompetentem, oft intuitivem Wissen vorhanden. Das aber scheint heutzutage nicht all zu viel wert zu sein. Oft drängt sich mir der Eindruck auf, dass die Praktiker angesichts der Berichte aus Pflegeforschung und -wissenschaft zunehmend verstummen. Dabei hat beides seine Berechtigung: Die Wissenschaft braucht die Praxis und umgekehrt. Es geht um die gegenseitige Wertschätzung von traditionellem Denken und moderner Forschung. Es geht letztlich um die Nutzung des ganzen vorhandenen Wissens. Mit der Einteilung des Wissens in die folgenden drei Bereiche beziehe ich mich auf den Hirnforscher *Ernst Pöppel*:

1. *»Explizites, auch begriffliches Wissen genannt – das, worüber wir reden und Auskunft geben können; das Wissen, das vor allem die Fakten der wissenschaftlichen Ergebnisse umfasst.*
2. *Implizites (Handlungs)Wissen – das, was wir können, ohne Worte dafür zu haben, also – intuitiv (aus dem Bauch heraus) wie künstlerisches, handwerkliches Wissen.*
3. *Persönliches, bildhaftes Wissen, identitätsstiftend. Wenn sie fragen »Was ist die früheste Erinnerung« kommt ein Bild verbunden mit einem Gefühl ins Bewusstsein.«*

Diese drei Wissensformen sind in jedem Menschen vorhanden und voneinander abhängig. Zur Professionalisierung eines Berufes müssen alle drei Formen gleichwertig gepflegt und entwickelt (nutzbar gemacht) werden. Jede Wissensebene hat gleiche Gültigkeit und muss auch gleiche Wertschätzung erfahren. Alle drei Formen des Wissens bestimmen – richtig eingesetzt – die Professionalität der Pflegefachkräfte. Daher ist nur die ganzheitliche Pflege professionell, denn sie bedient sich aller drei Wissensebenen. Das gsh-Kontinuum verbindet die drei Wissensformen. Ausgehend von der Wertschätzung des persönlichen und impliziten Wissens unterstützt es den Bewusstwerdungsprozess unter Einbeziehung des expliziten Wissens.

Jeder Mensch hat seine eigene Lebensphilosophie, aus der heraus er verschiedene Lebensstrategien entwickelt hat, die mehr oder weniger tragfähig sind. Diese Lebensleistung muss respektiert werden. Auch bei Patienten. Hier stellt sich dann die Frage, ob überhaupt noch nach einem festen vorgegebenen Pflegemodell gearbeitet werden kann? Mit welchem Recht will man einen Patienten mit Pflegemaßnahmen beglücken, die aus einem beliebigen Pflegemodell stammen, dass ihm vielleicht gar nicht adäquat ist? Wie sinnvoll ist der standardmäßige Einsatz eines Pflegemodells, das manchmal aus einem anderen Kulturkreis mit einer anderen Sprache stammt?

Wie viel sinnvoller wäre es, sich die eigene Lebensphilosophie, die eigenen Werte, Wünsche und Erfahrungen, das eigene »Selbstkonzept«(*Rogers*) bewusst zu machen und sich auf dieser Erkenntnisgrundlage weiterzuentwickeln? Dann kann man auch den Patienten dabei helfen, den eigenen roten Faden zu entdecken und sinnvolle Ziele zu finden. Oft ist das mit einer Änderung der eigenen Gewohnheiten verbunden, denn gerade Gewohnheiten oder ein unbewusster Lebensstil können krank gemacht haben und nun durch die Krankheit ins Bewusstsein treten. Eine systematische Betrachtungsweise ist für jeden nützlich, der an Antworten auf Fragen über sich selbst interessiert ist. Dazu bietet das gsh-Kontinuum eine Vielfalt an Möglichkeiten. Es hilft dabei, die eigenen Einstellungen anzuschauen, Beziehung zu sich selbst und anderen aufzunehmen und herauszufinden, welche Bedeutung ein Ereignis für einen selbst hat.

Welche tiefgreifenden Auswirkungen Fremdbestimmung haben kann, zeigt folgendes Beispiel: Ein Patient mit der Diagnose Krebs möchte seine Therapie mit Imaginationsübungen unterstützen. Er kommt in eine Gruppe, in der während der Imagination das innere Bild erzeugt werden soll, wie die weißen Blutkörperchen die Krebszellen bekämpfen und töten.
Er fühlt sich unbehaglich dabei, das Bild passt nicht zu seiner Moralvorstellung: *»Du sollst nicht töten«*. Daher kann diese Imagination für ihn auch nicht heilsam sein.
Der Patient fand nach ganzheitlicher Beratung sein eigenes Bild: Kleine, liebevolle Zwerge tragen die Krebszellen aus seinem Körper. In diesem Fall hat der Patient im besten Sinn eigenverantwortlich gehandelt. Bei beiden Imaginationen ist das Ziel das gleiche: das Verschwinden der Krebszellen. Die Maßnahmen sind individuell verschieden.

An diesem Beispiel werden zwei Grundvoraussetzungen der aktivierenden Pflege deutlich.

1. Die Einbeziehung des Patienten beginnt im mentalen Bereich. Er kann erst dann aus sich heraus aktiv mitmachen, wenn er sich das Ziel bildlich vorstellen kann.
2. Diese Zielvorstellung muss für ihn attraktiv (wörtlich: anziehend) sein und mit seinem Selbstkonzept übereinstimmen. Durch den Sog des Ziels kann der Druck verschwinden. Druck hemmt die Selbstheilungskräfte.

Der Patient in unserem Beispiel hat zunächst sein Gefühle wahrgenommen und beachtet. Seinen Wertmaßstab und sein Ziel wollte er beibehalten, also änderte er die Maßnahme, die in diesem Falle eine gedankliche ist. Mit dem selbst geschaffenen Bild fühlte er sich wesentlich wohler. **Jeder ist sein eigener Forscher.**

Daran wird deutlich, dass das gsh-Kontinuum implizit in jedem Menschen vorhanden ist. Mit bewusster Wahrnehmung kann man bei jeder Etappe des gsh-Kontinuums einsteigen und es nach und nach vervollständigen. Mit dieser Selbsthilfemethode ist der Anwender sein eigener Forscher in seinem inneren Labor. Eigenes implizites Wissen wird entdeckt.

Angenehm ist dabei die autonome Deutung der eigenen Beobachtungen und das selbstständige Herstellen des Sinnzusammenhangs. Im selbstbestimmten Denken entspringt die mentale Quelle der Selbstheilungskräfte. Gedanken, mit denen man sich schlecht fühlt, kann man ändern. Voraussetzung dafür ist, dass man diese Gedanken und Gefühle auch als zu sich gehörend betrachtet. Dann hat man es auch nicht mehr nötig, in einem inneren Dialog mit sich zu schimpfen. Es geht also darum, die eigene Denke, wie man heute zu sagen pflegt, selbst herauszufinden. Niemand anderer kann das für Sie tun.

Das Beispiel des Krebspatienten zeigt in eindrücklicher Weise, dass man Affirmationen und Suggestionen für ein neues Verhalten nicht einfach aus Büchern übernehmen kann. Besser ist es, die Aussagen und Ziele selbst zu formulieren. Dann können sie wirklich hilfreich sein. Bei der Formulierung gelten die gleichen Kriterien wie bei den Zielen im Pflegeprozess. Das Beobachten der eigenen Gedanken und Gefühle ist ein Diagnoseinstrument, ihre Akzeptanz oder Änderung ein Behandlungsinstrument. Dadurch wird der Anwender immer freier von Fremdbestimmung und Manipulation. Anregungen von außen sind willkommen, werden aber stets überprüft.

Das gsh-Kontinuum liefert die übergeordnete Struktur, den roten Faden für die Selbstbeobachtung. Der Forschungsgegenstand ist der Anwender selbst mit den Daseinsfaktoren Gedanke, Gefühl, Ziel, Handlung und Erfahrung. Diese Merkmale sind bei allen Menschen vorhanden, individuell verschieden sind jeweils ihre Inhalte und Bewertungen. Ganz logisch schließt sich dann die praktische Umsetzung der neu erworbenen Erkenntnisse an. Die Praxis als konkrete Tätigkeit, als Handlungsweise und tätige Auseinandersetzung mit der äußeren Wirklichkeit.

3.4 Übersicht über die drei Ebenen des gsh-Kontinuums

Das gsh-Kontinuum umfasst drei Ebenen mit verschiedenen Blickwinkeln auf den Menschen: Es geht von der abstrakten Ebene der Gedankenwelt (Ebene 1) zur Persönlichkeit mit ihren konkreten Fähigkeiten (Ebene 2). Daran anschließend ist eine bewusste und klar strukturierte Vorgehensweise für professionelle Beratungsgespräche entsprechend den Schritten des Pflegeprozesses möglich (Ebene 3).

In diesem Buch steht die Vielfalt der Anwendungsmöglichkeiten des gsh-Kontinuums im Mittelpunkt. Es verbindet die jeweilige äußere Situation mit der eigenen Lebensgeschichte. Es geht um ein kongeniales Zusammenspiel von Gedanken, Gefühlen, Vorstellungen und Handlungen. Jede Blickrichtung ist eine logische Konsequenz aus allen vorigen. Diese Schritte sind gedanklich unterscheidbar, aber nicht trennbar.

Das gsh-Kontinuum ist geeignet zur persönlichen Situationsanalyse, für sich selbst, als Unterstützung in Gesprächen mit anderen, zur Strukturierung von Gesprächen, zur Entscheidungsfindung und zur Selbstreflexion, um die Lebenssituationen verstehbar und handhabbar zu machen. Es ist wie ein »mentaler Scheinwerfer«, der hilft, das Wichtigste in den Blick zu bekommen, sich selbst ehrlich einzuschätzen und die eigene Ganzheit zu erkennen. Startpunkt des gedanklichen Weges ist immer die aktuelle Situation der Gegenwart. Ob man dann zuerst in die Zukunft weiterdenkt oder über die Vergangenheit nachdenkt, entscheidet der Anwender selbst.

Tabelle 4: Die drei Ebenen des gsh-Kontinuums

1. Abstrakte Ebene	**2. Ebene der Persönlichkeit**	**3. Ebene der ganzheitlichen Beratung**
Askese im Denken	Fähigkeiten zur gesunden Lebensführung	Gesprächsfaden
Verantwortlich sein für:	Verantwortlich sein für:	Verantwortlich sein für:
Gedankenebene	eigene Fähigkeiten entdecken	Situationsbeschreibung
Gefühlsebene	Beziehungen wahrnehmen	Analyse der Informationen
Zielebene	verwirklichen	Ziele setzen
Handlungsebene	tun und lassen	Maßnahmen planen und durchführen
(Feedback)	*(Feedback)*	*(Feedback)*
Erfahrungsebene	Erfahrung auswerten	Evaluation

Im gsh-Kontinuum sind verschiedene Methoden integriert. Von der Gedankensammlung führt der nächste Schritt zu dialektischen Denkfiguren. Das heißt nichts anderes, als die andere Seite der Medaille in den Blick zu nehmen. Menschen neigen dazu, zunächst nur eine Interpretation eines Erlebnisses zuzulassen. Jeweils eine zweite Möglichkeit sollte gedanklich ergänzt oder durchgespielt werden:

- Positiv – Negativ
- Innen – Außen
- Problem – Ressource
- Pathogenese – Salutogenese
- Vorteile – Nachteile
- Selbstbestimmung – Fremdbestimmung
- Individuum – Gemeinschaft
- These – Antithese

(Lesen Sie dazu nach diesem Absatz das Beispiel mit Herrn Körner (S. 62).

Nach der Bestandsaufnahme richtet sich der Blick in die Zukunft. Es geht um die Synthese, um das Erreichbare, um das, was man verwirklichen möchte. Bis hierher ist die Methode eine rein gedankliche Begegnung mit sich selbst. Nun kommt die Umsetzung nach außen, die Begegnung mit der Welt in Form einer (oder keiner) Handlung. Auf das Berufsfeld der Krankenpflege bezogen wird an dieser Stelle das Pflegefachwissen gefordert. Anschließend erhält man immer in irgendeiner Form Feedback. Wie man diese Informationen, diese Erfahrung, verarbeitet und integriert, liegt im eigenen Ermessen.
Die Pflegefachkraft erhält interessante und reichhaltige Denkanstöße für sich selbst als Mensch. Es wächst die persönliche Eigenständigkeit und das Bewusstsein des eigenen Wertes. Durch die Anwendung in der Pflegepraxis hat das gsh-Kontinuum förderliche Auswirkungen auf die Berufszufriedenheit und Arbeitsqualität.

3.4.1 Übung zur Selbstreflexion

Beobachten Sie Ihre Wahrnehmung beim Lesen des folgenden Beispiels und schreiben Sie sich Ihre spontane Reaktion auf, um sie nachher reflektieren zu können.

Die Situation im Krankenhaus:
Ein Patient, Herr Körner, hatte einen apoplektischen Insult. Er macht die täglichen Bewegungsübungen sehr motiviert und intensiv mit. Seine Lähmung ist noch nicht vollständig zurückgegangen, er fühlt sich noch unsicher beim Laufen und darf daher tagsüber nur in Begleitung aufstehen, nachts hat er Bettruhe. An diesem Nachmittag wurde der Katheter entfernt. Nachts leuchtet die Klingel an dem Zimmer. Als die Nachtwache erscheint, liegt Herr Körner in seinem Bett, aber die Mitpatienten beschweren sich über ihn: »Er ist eben aufgestanden, hat ins Waschbecken gepinkelt und Wasser nachlaufen lassen«.
Herr Körner liegt ordentlich in seinem Bett.

Bitte notieren Sie jetzt Ihre Gedankengänge und lesen Sie erst danach weiter!

1. Wie war Ihre spontane Reaktion? Sind Ihnen als erstes Probleme oder Ressourcen aufgefallen?
2. Falls Ihnen zunächst nur Probleme eingefallen sind, ergänzen Sie die Ressourcen, die Sie entdecken können und umgekehrt.

Je nach Wahrnehmungsgewohnheit ist Ihnen spontan eine Seite zuerst in den Sinn gekommen, entweder die Probleme oder die Ressourcen. Hört man mit dem problemorientierten Blick auf zu denken, müsste Herr Körner zur Ordnung gerufen werden. Um die Selbstständigkeit von Herrn Körner zu fördern, braucht man den ressourcenorientierten Blick. Der weitere Weg wäre nun, mit Herrn Körner zu üben, den Weg zur Toilette zu finden oder aber ihm einen Nachtstuhl zur Verfügung zu stellen, sodass er keine Orientierungsprobleme hat, oder oder oder. Damit hätte Herr Körner etwas mehr Selbstständigkeit erreicht und Sie hätten die Situation und den Menschen ganzheitlich in den Blick genommen. Mit dem ressourcenorientierten Blick kommt man auf andere Maßnahmen als mit der Problemsichtweise.

4. Die erste Ebene des gsh-Kontinuums

4.1 Einleitung: Das eigene Lebensmodell entdecken

Eine ganz praktische Frage aus dem Alltag: Wie geht es Ihnen, wenn Sie einen Korb voller Bügelwäsche sehen? Welche Gedanken und Gefühle haben Sie? Sehen Sie Ihr Ziel klar vor Augen? Oder zwingen Sie sich zum Bügeln? Die Gedanken, die Sie sich gerade gemacht haben, entsprechen den Schritten des gsh-Kontinuums.

Die Empfindung sagt mir, dass da etwas ist.	(Seelenebene)
Der Gedanke sagt mir, was es ist.	(Gedankenebene)
Das Gefühl sagt mir, ob es mir gefällt oder nicht.	(Gefühlsebene)
Die Intuition sagt mir, woher es kommt und wohin es geht.	(Zielebene)
Die Handlung zeigt mein Inneres der Welt.	(Handlungsebene)
Die Rückmeldung sagt mir, wie meine Handlung der Welt gefällt	(Resonanz)
Die Erfahrung fordert mich auf, über mich nachzudenken.	(Erfahrung)

Dies führt mich zu einem reicheren Empfindungsspektrum.
Die jetzt neu angefüllte Empfindung sagt mir, dass da etwas ist.
Der Gedanke sagt mir, was es ist.
Das Gefühl sagt mir, ob es mir gefällt oder nicht …
(in Anlehnung an *C.G. Jung*)

Beim gsh-Kontinuum geht es um diesen Wechsel zwischen Tun und Selbstbeobachtung. Der Begriff »Kontinuum« meint dabei den stetigen Fluss zwischen den Denkschritten »Gedanke, Gefühl, Zielvorstellung, Handlung und Erfahrung« im Bewussten und Unbewussten.

Zurück zu unserem Beispiel:

Gedanke: Ich muss bügeln.

Gefühl: Unlust, Abneigung oder/und ein schlechtes Gewissen, Freude
Zielmöglichkeiten bei Unlust:
1. Bleiben die Gefühle unbewusst, muss man sich zum Bügeln zwingen.
2. Wird das Gefühl ohne Wertung wahrgenommen, setzt man sich ein Ziel, das motiviert; z. B. die Vorstellung an die Wäsche, die frisch und gebügelt im Schrank liegt.
3. Sie bügeln gern, dann sind sie schon motiviert.

Handlung zu 1: Druck auf sich ausüben und sich zum Bügeln zwingen.
Handlung zu 2: Bügeln vor dem Fernseher oder mit schöner Musik oder es wird nur die Bluse gebügelt, die man anziehen möchte.
Handlung zu 3: Bügeln (im Flow-Zustand)

Prüfen Sie selbst, welche gedanklichen Schritte für Sie anfangs unbemerkt geblieben sind. Sie werden feststellen: Als Sie eine Motivation, ein Ziel fanden, verschwand auch das negative Gefühl. Wenn Sie allerdings nichts lieber tun als bügeln, nehmen Sie sich bitte ein anderes Beispiel mit einer Tätigkeit, bei der Sie an »Aufschieberitis« leiden.

Nun, Sie haben gebügelt. Später bekommen Sie die Rückmeldung: *»Die Bluse steht Dir aber gut!«* Wie gehen Sie jetzt damit um? Antworten Sie:
a) »Ach, die war ganz billig, ein Sonderangebot.«
b) »Danke, das freut mich, ich trage sie auch gern.«
c) »Gut, dass ich sie noch schnell gebügelt habe!«

Der Unterschied der Antworten liegt im Selbstwertgefühl. Bei Antwort a) ist es nur wenig vorhanden. Wenn Sie das nächste Mal lieber mit b) oder c) antworten wollen, können Sie sich anhand des gsh-Kontinuums selbst überprüfen und entsprechend trainieren.

Das gsh-Kontinuum basiert auf der ganzheitlichen Betrachtung des Menschen. Zu Grunde liegt die Überzeugung, dass alles, bewusst oder unbewusst, mit Gedanken beginnt. In Anlehnung an die chinesische Energielehre lässt sich sagen, dass Gedanken auch Energien sind und entsprechend des Regelkreises frei fließen können sollten.

Energieblockaden können zu Missstimmungen, Ängsten und organischen Störungen führen. Manchmal kreisen die Gedanken unentwegt um ein und dasselbe Problem und rauben dadurch jene Energie, die eigentlich für die Problemlösung verwendet werden sollte. In dieser Situation ist es wichtig, den Teufelskreis zu verlassen. Das heißt, die eigenen Gedanken dahingehend zu beobachten, mit welchen Gefühlen sie verbunden sind. Man spürt dann selbst, ob das Gefühl anregt und Schwung gibt, oder ob es eher ohnmächtig macht und lähmt.

Ganzheitlich meint hier auch, dass Gedanken und Gefühle im Einklang sind (Flow-Zustand). Das selbst gesetzte Ziel wird als sinnvoll erfahren und motiviert zur Handlung, zum Tun oder Lassen. Bis hierhin hat man alles selbst in der Hand. Die Rückmeldung, die man bekommt, kann man nicht vorherbestimmen. Keine Rückmeldung ist auch eine Rückmeldung. Wie man die Erfahrung verarbeitet, kann man wieder selbst bestimmen.

Die Daseinsfaktoren »Gedanke, Gefühl, Ziel und Handlung« sind zwar denkerisch getrennt, stehen aber in einem logischen Zusammenhang und gehen fließend ineinander über. Dieser mentale Regelkreis wird im gsh-Kontinuum mit »Askese des Denkens« bezeichnet. »Askese« meint: Etwas sorgfältig tun, üben. Die geistige Übung hilft beim Erkennen alter Denkmuster, bei ihrer Überwindung und bei der Entdeckung neuer Ansichten und Aspekte. Aber auch die Interpretation von Askese als bescheidenem Lebensstil lässt sich auf das gsh-Kontinuum anwenden, wenn damit die ethische Seite des Denkens assoziiert wird, so z. B. dass man negative Gedanken nicht ständig »wiederkauen« sollte, keinen »Gedankenmüll« produzieren, andere Menschen nicht abwerten oder auch nicht ständig destruktiv denken.

Der menschliche Organismus wird im gsh-Kontinuum als Einheit gesehen, mit mentalen und körperlichen Fähigkeiten und Funktionen, die sich wechselseitig bedingen. Gedanken beeinflussen den Körper: Ein Erröten auf Kommando geht nicht, aber mancher Mensch, der z. B. wütend oder aufgeregt ist, errötet. Hier wird die Verbindung der Gedanken und Gefühle zum körperlichen Ausdruck und Befindlichkeit deutlich. Auf diesen Zusammenhang antworten im gsh-Kontinuum die »12 Fähigkeiten zur gesunden Lebensführung«. Askese im Denken und die 12 Fähigkeiten zur gesunden Lebensführung bedingen sich wechselseitig. Seele und Körper sind aufeinander angewiesen.

Von Zeit zu Zeit zu reflektieren, was man denkt, fühlt, sich vorstellt und wie man handelt, ist für die seelische und körperliche Gesundheit wichtig. Es stärkt die persönliche Bewusstheit und schützt vor Burnout. Halbbewusstheit, unbewusstes Dahinleben im Nebel führt zu Hilflosigkeit in Krisen und verhindert Entwicklung. Dieser Mensch wächst – wenn überhaupt – nur sehr langsam, weil er aus seinen Handlungen wenig lernt. Weil die Handlungen nicht reflektiert werden, braucht dieser Mensch häufig erst einen großen Leidensdruck, bis er zu Veränderungen bereit ist. Eine Gefahr besteht heute darin, dass man viel erlebt bzw. konsumiert, ohne dadurch reifer, erwachsener, weiser zu werden. Erst wenn man das Erlebte ordnet, es mit dem eigenen »Selbstkonzept« (*Rogers*) und seinen Wünschen vergleicht, wird es zur echten Erfahrung. Wenn man sich dessen bewusst ist, kann man sein Leben selbst beeinflussen. Jeder bewusste Gedanke, jedes bewusste Gefühl oder Ziel kann zur Gesundung und Lebensqualität beitragen, eine Kurskorrektur im Leben bewirken oder eine wohltuende Bestätigung sein.

Zu den Aufgaben einer ganzheitlichen Pflege gehört, neben der körperlichen Versorgung des Patienten, auch die Hilfe bei der Wiedererlangung der eigenen Stärken und Fähigkeiten. Nach schweren Krankheiten kann es lebensnotwendig sein, dass der Patient und seine Angehörigen mit der neuen Situation umzugehen lernen. Dazu benötigt er eine Beratung, die sich positiv auf den Heilungsprozess und seine Lebensqualität auswirkt. (Zu diesem Bereich wird derzeit vom gsh-Innovationsteam eine Studie erarbeitet, die bei der Autorin bestellt werden kann.)

In diesem Sinn kann man das gsh-Kontinuum als ein strukturiertes Bewusstseinstraining verstehen, dessen Reihenfolge der Schritte und Interpretation der einzelne Anwender selbst bestimmt. So könnte der Patient sein eigenes Lebensmodell in den Pflegeprozess mit einbringen. Bei individueller Pflege ist dies Ausgangspunkt und Inhalt einer erforderlichen Beratung. Die selbstbestimmte Deutung der eigenen Phänomene – evtl. mit Anregungen von außen – liefert eigene Erkenntnisse über sich selbst, neue Zusammenhänge und Perspektiven. Derjenige, der nicht selbstständig denkt, lässt sich (richtige oder falsche) Interpretationen von anderen zuschreiben. Nur eigenes Denken hilft, die persönlichen Zusammenhänge zu verstehen.

Das gsh-Kontinuum ist eine Anleitung zur Selbstkompetenz, eine ganzheitliche Selbsthilfemethode, die in jeder Phase des Denkens mit verschiedenen Fragestellungen und Übungen begleitet wird. Diese Anleitung hilft dabei, sich selbst besser kennen zu lernen. Je besser man sich kennt, umso eher ist man in der Lage, die Projektionen der Mitmenschen zu durchschauen, statt ihnen ausgeliefert zu sein. Man kann sich seine eigenen Gedanken und Gefühle bewusst machen und entscheiden, ob man etwas ändern möchte. Man kann sich eigene Problemlösungen erarbeiten und überprüfen, ob die Ziele zum eigenen Selbstkonzept stimmig sind. Auf diesem Weg der Selbsterkenntnis erkennt man seine Prägungen und Fähigkeiten. Damit kommt man in eine neutrale Verfassung und hat den Kopf für grundlegende Problemlösungen frei. Die Fragen: »*Was will und kann ich tun?*« – »*Was möchte ich erreichen?*« können diesen Denkschritt einleiten. Wenn man eine genaue Vorstellung von dem hat, was man will, ist Handeln angebracht. Der Weg führt nun von innen nach außen.

Ich kann so manchen Einwand hören: »*Wenn ich jedes Mal so bewusst vorgehen würde, schaffe ich mein jetziges Tagespensum aber nicht mehr!*« Es geht nicht um jedes Mal. Es geht um den kontinuierlichen Wechsel vom impliziten zum expliziten Wissen und umgekehrt. Bevor Sie z. B. Ihren Schuh zubinden können, müssen Sie die Handgriffe zunächst bewusst einzeln lernen (explizit). Nach einiger Übung wird diese Handlung zum impliziten Wissen. Sie binden Ihre Schuhe, ohne weiter darüber nachzudenken, was Sie da eigentlich tun. Wenn Sie nun jemandem das »Schuhezubinden« mit Worten erklären sollen, läuft ein Bewusstseinsprozess ab. Diesen Prozess können Sie mit den Schritten des gsh-Kontinuum auch selbstgewählt in jeder Situation in Gang setzen.

Eine klar strukturierte Vorgehensweise ist hilfreich in Problemsituationen, bei wichtigen Entscheidungen, zur Lebenszielplanung, zur Reflexion und Weiterentwicklung.
Diese Vorgehensweise ist dem Unbewussten immanent; sie macht nur bewusst, was schon da ist.
Nach einer gewissen Übung gehen auch die bewussten Denkschritte ins Unterbewusste über und sind schneller abrufbar. Sie »ordnen« ihr Unterbewusstsein.

Die Beobachtung der Denkschritte besteht letztlich im Aneignen einer »Bewusstseinstechnik«. Deren gründliches Erlernen führt den Übenden zugleich zu einer tieferen Auseinandersetzung mit sich selbst. Dieses tiefere Verständnis ist die Grundlage für eine ganzheitliche Entwicklung von Persönlichkeit und Bewusstsein. Durch den gezielten Einsatz vorhandener Kenntnisse und Erfahrungen werden neue Erkenntnisse erworben. Die Voraussetzung, um mit dem gsh-Kontinuum zu arbeiten, ist die Bereitschaft, sich mit den eigenen Denk- und Gefühlsmustern, den inneren Bildern zusammen setzen zu wollen.

4.1.1 Verantwortlich sein

Allen Menschen gemeinsam ist die Verantwortung für das eigene Leben. Auch der fremdbestimmt lebende Mensch trägt, ob bewusst oder unbewusst, die Verantwortung dafür, dass er die Fremdbestimmung übernimmt bzw. zulässt. Verschieden ist die Ausgangsposition, Geburt, Kindheit, Familie, Sozialisation etc. Verschieden ist der Inhalt der Verantwortung, verschieden sind die Wünsche und Ziele, verschieden sind die Möglichkeiten und der Umgang mit Grenzen. Z. B. stellt eine Pflegefachkraft auf Station an sich selbst die Frage: »*Bin ich auch für eine gute Basis zur korrekten Planstellenberechnung verantwortlich?*«.

a) Wird diese Frage mit »*Nein, dafür ist Pflegedienstleitung zuständig*« beantwortet, hat das zur Folge, dass die Pflegekraft die gegenwärtige Situation hinnimmt. Konsequenterweise dürfte sie dann auch nie über zu wenig Planstellen murren.

b) Wird diese Frage mit »*Ja*« beantwortet, schließt sich der nächste Gedanke an: »*Was kann ich dafür tun?*« Nun geht die Pflegekraft auf die Suche nach Möglichkeiten: Sie könnte z. B.:
- die Pflegedokumentation korrekt durchführen,
- in einen Berufsverband eintreten und aktiv mitarbeiten,
- sich auch ohne Verband berufspolitisch betätigen,
- mit der Pflegedienstleitung sprechen,
- Artikel schreiben,
- ans Bundesgesundheitsministerium schreiben etc.

Die Wahl der Antwort und der damit verbundenen Handlung hat zur Folge, dass man eigene schon bekannte Fähigkeiten einsetzt oder sich neue Fähigkeiten aneignen muss, um sein Vorhaben verwirklichen zu können. Auf diesem Weg kommt man in Kontakt mit anderen Menschen, bekommt neue Ideen, erfährt Unterstützung oder auch Ablehnung. Man fordert sich selbst und entscheidet ständig über Handlungen oder Unterlassungen.

Was den Menschen vor allem auszeichnet, ist seine Personalität. Als solcher verfügt er über Kräfte der Vernunft und des Willens. Daraus ergibt sich für ihn eine entscheidende und wesentliche Tatsache: Er ist fähig im Erkenntnisbereich zur Selbsterkenntnis und Selbstverantwortung, im Willensbereich zur Selbstbestimmung und zu der daraus resultierenden Selbstverpflichtung. Für diese Selbstbestimmung braucht der Mensch ein Verantwortungsbewusstsein. Die selbstbestimmten Entscheidungen richten sich nach den je eigenen ethischen Werten.

Die ursprüngliche Bedeutung von Verantwortung ist im Mittelhochdeutschen »eine Frage beantworten, vor Gericht antworten«. Demnach muss es eine Instanz geben, die Fragen an den Menschen stellt. Je nach Rückbindung (re-ligio) im Leben des einzelnen Menschen verbindet man mit der Instanz eine höhere Macht, Gott oder die eigene innere Stimme. Verantwortung ist in diesem Sinne ein In-Beziehung-Treten zu dieser Instanz.
Indem man verantwortungsbewusst lebt, setzt man sich für seine Werte ein. Entscheidend ist hierbei die Grundhaltung der Person: Vertritt sie lediglich starre Positionen oder ist sie innerlich frei? Kann sie Unterschiede wahrnehmen und diese gegebenenfalls bei der Entscheidung berücksichtigen? Für eine professionelle Beratung ist eine offene Einstellung die Grundvoraussetzung.

Verantwortung und Entscheidung haben vier konstitutive Elemente in sich (siehe Tabelle 5).

Tabelle 5: Die konstitutiven Elemente von Verantwortung und Entscheidung

Konstitutive Elemente der Verantwortung	Auf Gesundheit übertragen
1. Die Person, die angesprochen ist	1. Es geht um mich
2. Der Wert, der dieser Person innewohnt oder anvertraut ist	2. Es geht mein Leben, meinen Körper, meinen Gesundheitszustand und meine Konstitution, meine Sicht von Ganzheit
3. Das konkrete Benennen von Verantwortung und das Definieren des Zuständigkeitsbereichs	3. Was heißt für mich Gesundheit? Zähle ich dazu Körper und Seele mit Geist?
4. Das gewisse Risiko, das mit den Konsequenzen verbunden ist	4. Ich kann gesund leben, habe aber nicht die Garantie, auch gesund zu bleiben

Ausgangsthese: Jeder Mensch will, sofern er leben will, sinnvoll leben. Niemand will Leere und Nichtigkeit, sondern Erfüllung und Zufriedenheit. Worin der Einzelne seine Erfüllung findet, hängt vom jeweiligen Wertesystem ab. Wenn der Mensch von diesem Willen zum Sinn motiviert ist, ist er auch bereit, Verantwortung für sein Leben zu übernehmen. In dieser Verantwortungsübernahme findet er seine Erfüllung. Zusätzlich hat er ein Ziel vor Augen, das ihm verdeutlicht, wozu seine Verantwortung gut ist.

Um gewillt zu sein, Verantwortung für die eigene Gesundheit zu übernehmen, muss man einen Sinn in gesunder Lebensführung sehen. Von der Sinnhaftigkeit einer Verantwortung überzeugt zu sein, setzt voraus, dass man sich von der Kostbarkeit des Wertes, z. B. der Gesundheit, für den die Verantwortung übernommen werden soll, angesprochen fühlt. Wie unterschiedlich Verantwortung gelebt werden kann, erfahren wir täglich in der Arbeit mit Patienten. Aus der Vielfalt der Möglichkeiten skizziere ich hier drei Hauptumgangsformen:

1. Verantwortung vermeiden
2. Überverantwortlich sein
3. Bewusst Verantwortung übernehmen.

1. Verantwortung vermeiden

Für den Verantwortungsvermeider ist Verantwortungsübernahme nicht attraktiv, er ist verantwortungsscheu. Er stellt sich die Frage: »*Warum soll ich die Verantwortung für etwas tragen, was für mich subjektiv sinnlos erscheint?*« In dieser Haltung empfindet er die Verantwortung als Belastung und Anstrengung; er erlebt sie als Fremdbestimmung. Dieser Mensch weiß nicht, warum er sich engagieren soll, erledigt aber dennoch die Aufträge – allerdings ohne innere Beteiligung, sondern eher aus Pflichtgefühl, Gehorsam oder Angst. Er braucht daher einen enormen Kraftaufwand und fühlt sich schnell überlastet.

Auf Gesundheit bezogen bedeutet diese Haltung:
Ich habe kein Interesse an gesunder Lebensführung.
Wozu gibt es denn Ärzte?
Wozu zahle ich meinen Krankenkassenbeitrag? etc.

2. Überverantwortlich sein

Der Überverantwortliche ist mehr nach innen orientiert und denkt in »Schuldkategorien«. Dieser Mensch fühlt sich oft für sehr viel mehr verantwortlich, als er es in Wirklichkeit ist, und neigt dazu, anderen seine Hilfe aufzudrängen. Wenn seine nicht angeforderten Hilfsangebote abgelehnt werden, fühlt er sich persönlich angegriffen oder nicht gut genug. Er erlebt (allerdings nicht bewusst) die Verantwortungsübernahme für andere quasi als Zwang, den er braucht, um sein personales Selbst damit zu stützen. Fällt diese Stütze weg, entwickelt er schnell

Schuldgefühle. Er neigt zu Depressionen und ist antriebsgehemmt. In dieser Untätigkeit wirkt er so verantwortungslos, dass Außenstehende dazu neigen, ihn zur Verantwortungsübernahme aufzufordern. Er bekommt dann Ratschläge wie: »*Reiß dich zusammen*«, oder: »*Lass dich nicht so gehen*«. Doch gerade dies tut der Überverantwortliche schon bis zur Erschöpfung. Auf die Gesundheit bezogen findet man hier leicht hypochondrische Verhaltensweisen. Wenn dieser Mensch nicht gesund wird, sind die Ärzte schuld und inkompetent.

Je nachdem, ob jemand in Schuld- oder Verantwortungskategorien denkt, fällt das persönliche Selbstmanagement anders aus. Lassen Sie die folgenden Sätze auf sich wirken und beobachten Sie Ihre spontanen Gedanken:

Ich bin schuld, dass die Sache so ... gelaufen ist.
oder
Ich bin verantwortlich, dass die Sache so ... gelaufen ist.

Mit der Schuldformulierung kommen Sie ganz schnell in eine gewisse Opferhaltung und fühlen sich ohnmächtig. Dieses Gefühl der Machtlosigkeit entsteht auch, wenn der Überverantwortliche seine Schuldgefühle auf andere Beteiligte projiziert. Dann belasten ihn die lähmenden Gefühle zwar nicht mehr, aber er kann den Anderen auch nicht unbedingt zu einer Veränderung der Situation veranlassen.

Mit dem Gedanken der Eigenverantwortung bleiben Sie handlungsfähig, können Einfluss nehmen und kommen zur bewussten Übernahme von Verantwortung.

3. Bewusst Verantwortung übernehmen
Hier ist Verantwortung ein positiver sozialer Wert, der in das Leben des Betreffenden integriert ist. Echte Verantwortungsübernahme wird gewählt. Man entscheidet sich dafür. Verantwortung ist eng mit Entscheidung verknüpft. In dem Maße, wie der Mensch kraft seiner Entscheidung Urheber eines Geschehens ist, in demselben Maße ist er – und kein anderer – verantwortlich. *Längle*, ein Logotherapeut, sagt dazu: »*Zuerst habe ich mit der Tat zu tun – danach aber hat die Tat mit mir zu tun.*«

Der Betreffende hat sowohl für die Konsequenzen der Handlung wie für die der »Nichthandlung« einzustehen. Verantwortung ist die Folge der Freiheit des Menschen. Mit Freiheit wird die Fähigkeit zu wollen oder nicht zu wollen, also die Fähigkeit zur Entscheidung assoziiert. Dafür muss man aber mindestens zwei Möglichkeiten zur Auswahl haben. Bei »*Ich musste ihm einfach eine runterhauen, ich konnte nicht anders*« sah derjenige nur eine Möglichkeit, hatte also keine Entscheidungsfreiheit aufgrund zu wenig ausgebildeter persönlicher Fähigkeiten. Er hätte vielleicht weggehen können oder die Sache ansprechen oder dergleichen mehr.

Verantwortung im Sinne von »auf etwas antworten«, besagt auch, dass dem Menschen Fragen gestellt werden. *Victor Frankl*, der Begründer der Logotherapie, dazu: *»Das Leben selbst ist es, das dem Menschen Fragen stellt«*. Das Leben stellt den Menschen vor Möglichkeiten, die ihm eine Entscheidung abverlangen. Durch das vielfältige Angebot auch im so genannten Gesundheitsmarkt und die erforderliche Auswahl daraus kann man in Entscheidungsstress kommen. Ein Ausweg daraus ist, sich seine eigene Definition von Gesundheit zu formulieren, klare Ziele zu setzen und entsprechend zu handeln, also etwas zu tun oder zu lassen.

Für die selbstbestimmte Verantwortung ist es wichtig, die ur-eigenen Ziele herauszufinden und den selbst überprüften Wertvorstellungen zu folgen. Damit ist der Abschied von vorgefertigten Rezepten und selbsternannten Gurus eingeläutet. Das heißt nicht, dass man alles mit sich allein im stillen Kämmerchen ausmachen muss. Es heißt vielmehr, dass eine autonome Persönlichkeit selbst ihr bester Guru ist und daher selbst entscheidet, ob und wann sie welche Hilfe braucht. Eine mögliche Hilfeform kann dann Beratung sein. Das stellt natürlich besondere Anforderungen an die Kompetenz des Beraters. Dem Berater muss klar sein, dass er Angebote machen oder auch Perspektiven aufzeigen kann. Die Entscheidung trifft dann jeder Mensch selbst. Wichtig ist dabei die Frage, ob einem die Basis, auf deren Grundlage man entscheidet, präsent ist. Denn auch der Mensch, der fremdbestimmt lebt, hat (meist unbewusst) entschieden, dass er sich fremd bestimmen lässt.

Der Vermeidungstyp setzt sich die Grenzen zu eng, der überverantwortliche Typ überschätzt sich und der »bewusste Entscheider« erkennt die real existierenden Grenzen. Diese Erkenntnis ist mit einem Reifeprozess, der phasenweise auch ein Leidensprozess sein kann, verbunden.

Auf die Gesundheit bezogen bedeutet der Gedanke der Selbstbestimmung, dass ich »Gesundsein« als einen Wert erkennen muss, für den ich einiges selbst tun kann. Selbstbestimmung beinhaltet aber auch die Erkenntnis, dass ich letztendlich nicht alles in der Hand habe. Dass ich gesund leben und trotzdem krank werden kann; dass ich aber immer wieder entscheiden kann, wie ich mit den Ereignissen umgehe.

Und genau das ist nicht neu, das ist schon immer so gewesen. Insofern ist es Unsinn zu sagen: *»Man muss den Patienten die Verantwortung zurückgeben«*. Man kann dem Menschen nicht zurückgeben, was ihm sowieso gehört. Es kommt mehr darauf an, wie bewusst man an Entscheidungen herangeht.

Zur ethischen Überprüfung von Entscheidungen können folgende Fragen hilfreich sein:

1. Ist die Entscheidung rechtmäßig?
   - Verstoße ich gegen das geltende Recht oder das Unternehmensleitbild?
2. Ist die Entscheidung ausgewogen?
   - Welche Personen und Dinge sind von der Entscheidung betroffen?
   - Ist es allen Betroffenen gegenüber kurz- und langfristig fair?
   - Werden dadurch natürliche Ressourcen unnötig ausgebeutet?
   - Wie steht es dabei mit meiner Selbstachtung?
   - Habe ich mir genügend Zeit zum Überlegen eingeräumt?
   - Erfüllt die Entscheidung mich mit echter Freude?
   - Glaube ich heute, dass ich mich auch lange danach noch über die Entscheidung freuen kann?
3. Bin ich bereit, die Konsequenzen, auch unvorhergesehene, zu tragen?
   - Wie wäre mir zumute, wenn meine Familie, Freund etc. davon erführe?
   - Handle ich aus Trotz, Rache, Verletztheit o. ä.?
   - Will ich irgendjemandem etwas beweisen?
   - Wie wäre mir zumute, wenn meine Entscheidung in der Zeitung veröffentlicht würde?

In der 2. Ebene des gsh-Kontinuums spannt sich der Verantwortungsbogen dann konkret von »Eigene Fähigkeiten entdecken und verwirklichen« über »Beziehungen wahr-nehmen«, d. h. beginnen, aufrechterhalten und gegebenenfalls fair beenden können« bis zum »Tun und Lassen«. Dies alles ist das konkrete Verantwortungsspektrum des Einzelnen.

4.1.2 Projektbericht: Gesundheit durch Selbstentwicklung

Susanne Henze

> Susanne Henze beschreibt in ihrer Arbeit konkrete Möglichkeiten für den Einzelnen zur Entwicklung der Verantwortungsübernahme auf die Gesundheit bezogen.

Gesundheit durch Selbstentwicklung zielt auf einen Prozess, allen Menschen ein höheres Maß an Selbstbestimmung über ihre Gesundheit zu ermöglichen und sie damit zur Stärkung ihrer Gesundheit zu befähigen. Die Fruchtlosigkeit der häufig auf reine Wissensvermittlung, Angsterzeugung und Abschreckung beschränkten Maßnahmen ist inzwischen vielfach nachgewiesen.

nicht mehr gebraucht wird, kann es seine Mitarbeit ganz aufkündigen. Der Körper leistet sich nicht den Luxus, ein System aufrecht zu erhalten, das sein Besitzer nicht mehr gebraucht. Als Folge davon wird alles, was vom Menschen nicht in Anspruch genommen wird, Muskel- und Organfunktionen, abgebaut.

Man sollte seinen Bewegungsapparat nicht über- aber auch nicht unterfordern. Dazu gehört, sich bewusst ca. eine halbe Stunde täglich, Zeit für Bewegung zu nehmen. Hierbei sollte nicht die Machoparole »Je mehr, je schneller, desto besser« Gültigkeit besitzen, sondern Krafttanken und Wiederfinden der persönlichen Mitte sollten im Vordergrund stehen. Jeder muss wieder selbst auf seinen Körper achten. Der Herzpuls ist hierfür ein geeigneter Anhaltspunkt.

Die Bedeutung der Vitalstoffe für den Körper

Vitamine, Mineralstoffe, Spurenelemente, Enzyme und Aromastoffe, werden als Vitalstoffe bezeichnet. Heute kennen wir bereits eine lange Reihe von Vitalstoffen, man schätzt ihre Anzahl auf mehrere Tausend und bis heute ist nur ein Bruchteil bekannt. Sie übernehmen eine entscheidende Rolle für die optimale Förderung von Stoffwechselprozessen und Immunreaktionen.

Man kennt heute 13 Vitamine, die für die Gesundheit des Organismus ausreichend vorhanden sein müssen. Das gleiche gilt auch für die restlichen bekannten Vitalstoffe (Mineralstoffe, Spurenelemente, Enzyme und Aromastoffe). Es ist wichtig, sich daran zu erinnern, dass die Natur ein Verbundsystem ist. Alles arbeitet mit allem zusammen und daher sind auch die Vitamine im Verbund am wirksamsten. So braucht der Körper für den Energiestoffwechsel auch den Vitamin-B-Komplex sowie – für eine optimale Wirkung – Mineralien und Spurenelemente.

Ein Großteil der Obst- und Gemüseerzeugnisse, haben bei weitem nicht die Vitaminwerte, die sie laut Nährwerttabellen besitzen müssten. Dies ist das Ergebnis einer erhöhten Bestrahlung, falschen Lagerung, grüner Ernte, künstlichen Nachreife oder einer Behandlung mit Insektiziden und Kunstdünger.

Die Bedeutung der Ernährung innerhalb der Gesunderhaltung

Im Zusammenhang der Gesundheitserhaltung, Gesundheitsförderung und Wiedergewinnung der Gesundheit spielt die Ernährung eine zentrale Rolle. Nur durch naturgemäße, heilkräftigende Nahrung können wir die Gesundheit unseres Körpers fördern, denn ein volles Ernährungskorn besteht aus einer Dreiergemeinschaft von stärkereichem Korn, vitalstoffreichen Randschichten der Schale und dem hochvitalstoffreichen Kern. Normalerweise werden wir dieses volle Ernährungskorn nicht auf unseren Tellern zu sehen bekommen. Auf dem Weg dorthin wird das Ernährungskorn i.d.R. zu Auszugsmehl verarbeitet. Eine große Menge an lebensnotwendigen Vitalstoffen gehen während dieses Prozesses verloren. Durch die übliche Zivilisationskost haben wir einen Mangel an essenziellen und lebenswichtigen Substanzen wie Vitaminen und den anderen Vitalstoffen, Überfluss an tierischen Fetten und gesättigten Fettsäuren, an isolierten Zuckern, an Eiweißstoffen. Die Zivilisationskost erzeugt oft Mangel im Überfluss.

Falsche naturwidrige Ernährung ist deshalb eine sehr häufige Krankheitsursache. Ein Darm, der durch die denaturierte und raffinierte Zivilisationskost kaum mehr arbeiten muss, wird nicht mehr beansprucht und daher einschlafen. Es wird schlussendlich von Darmträgheit gesprochen, die sich bis zur Verstopfung auswirken kann.

Im Gesamtzusammenhang des menschlichen Körpers betrachtet, kann falsche Nahrung ganze Organfunktionen und schließlich die Ordnung des Gesamtorganismus entscheidend negativ (bis hin zum Organausfall) beeinflussen.

Die wichtigsten Grundregeln, die man für eine gesunde Ernährung in Betracht ziehen sollte:

- Möglichst naturbelassene, vollwertige Nahrungsmittel auswählen
- Keine raffinierten, starkbearbeiteten Lebensmittel wie z. B. auch keine so genannten Light-Lebensmittel
- Wenn der menschliche Körper mit vollwertiger Nahrung versorgt wird, regelt der Organismus die Mengenzufuhr von vollwertigen Nahrungsmitteln zuverlässig selbst. Es gibt Ausnahmefälle: z. B. Diabetes oder Niereninsuffizienz.
- Mahlzeiten einfach zusammenstellen, ein bis zwei Hauptkomponenten. Gesunde von ungesunden Nahrungsmitteln unterscheiden lernen.
- Täglich mindestens eine Rohkostmahlzeit aufnehmen, am besten zum Mittag
- Mindestens 1 bis 2 Liter reines Wasser, kochsalz- und nitritarm, zu sich nehmen.

Bei der Ernährung geht es darum seinen eigenen, individuellen Weg zu finden. Regeln und Rezepte mögen für Strecken des Weges ihre Wichtigkeit haben, münden sie aber nicht in einen eigenen Lebens- und Ernährungsstil, ist etwas faul. Alle Ernährungspauschalaussagen und Verallgemeinerungen sind mit Vorsicht zu genießen und darauf zu prüfen, wie sie zum ureigenen Lebensrhythmus passen bzw. was sie an Wesentlichem zum eigenen Leben beitragen können. Stichworte: Persönlicher Ernährungsstil; typengerechte Ernährung.

Das »Wie« ist beim Essen sehr wichtig, also: »Wie« esse ich, »wie« kann ich es genießen bewusst und mit Achtung in Ruhe zu essen?

Praktische Empfehlungen

Was man tun kann und unbedingt auch tun sollte ist, Biobauern in der eigenen Nähe durch Einkäufe zu unterstützen oder im Bioladen und in Reformhäusern seine Nahrungsmittel beschaffen! Erstens ermöglicht uns dies fast unbelastete Ware zu erhalten und zweitens werden hierdurch die Betriebe gestützt, die durch ihre Art und Weise des Nahrungsmittelanbaus Umweltschutz betreiben.

Ein Wermutstropfen bleibt jedoch erhalten, man muss sich auch hier klar darüber sein, dass selbst diese Betriebe nicht vollständig in der Lage sind, die Schadstoffbelastung der Luft, des Wassers und des Bodens auszuschließen.

Heilpflanzen als Gesundheitspflege und Vorbeugungsmittel und zur Selbstmedikation

Pflanzen sind die eigentlichen lebenserhaltenden Organismen dieser Erde. Ohne Pflanzenwachstum wäre das tierische und menschliche Leben nicht in der Lage zu existieren. Heilpflanzen werden in der Volksmedizin seit Jahrtausenden angewandt. Sie beseitigen die Abfallprodukte unserer täglichen Ernährung und unterstützen unseren Körper beim Entschlacken. Wildpflanzen und Küchenkräuter sind aufgrund ihres hohen Vitamin- und Mineralstoffgehaltes sehr gesunde Nahrungsmittel und wirken dadurch vorbeugend gegen so manche Krankheiten. Die Zubereitung und Anwendung ist sehr unterschiedlich. Oft haben Heilpflanzen roh gegessen als Salat (Brunnenkresse, junger Löwenzahn) oder als Gemüse (Holunderblüten, Brennnesseln und Bärlauch) die beste Wirkung. Darüber hinaus gibt es aber noch viele andere wirksame Zubereitungs- und Anwendungsarten, über die zahlreiche Kräuterbücher wertvolle Ratschläge geben.

Die Lebensordnung

Die Elemente der Lebensordnung waren schon in den empfohlenen antiken Lebensregeln nach Hippokrates enthalten:

- sinnvoller Gebrauch von Licht, Luft, Wasser und Wärme,
- ausgewogener Rhythmus von Bewegung und Ruhe,
- maßvoller und kluger Gebrauch von Essen und Trinken,
- Regulierung des Stoffwechselhaushaltes,
- Kultivierung der Gemütsbewegung.

Das Leben vollzieht sich in einem stetigen rhythmischen Wechsel zwischen Wachsein und Schlaf, zwischen Leistung in Anspannung mit Konzentration aller Kräfte und Erholung in Entspannung, zwischen froh und ausgelassen sein und ruhig in sich zurückgezogen, evtl. auch traurig sein. Die Erholung in Entspannung wird von den meisten Menschen sehr vernachlässigt. Dabei ist es sehr wichtig Phasen der Entspannung bewusst einzubauen, mindestens 15 Minuten täglich sollten als stressfreie Zeit reserviert werden. Entspannungsübungen und/oder Meditationsübungen könnten diese Zeit sinnvoll ausfüllen. Sie können zu einer Umpolung (von Stress zur Entspannung) von Körper, Seele und Geist führen. Die persönliche Einstellung zum Leben spielt auch eine bedeutende Rolle für die eigene Gesundheit.

Zufriedene Lebenseinstellung
Menschen, die ihr Leben zufriedenstellend gestalten können, auch wenn sie unter großer Belastung stehen; die glauben ihr Schicksal meistern zu können, auch wenn dies mit Anstrengungen verbunden ist, die an ihre Gesundheit glauben, sind tatsächlich auch gesünder, leben länger und besser, sind einfach zufriedener – und leben meist bescheidener. Dieses Glück ist ein Geschenk, das aus Veranlagung, Selbstentwicklung und auch aus konstruktiv erfahrener Krisenbewältigung resultiert.

Unzufriedene Lebenseinstellung
Menschen, die mit sich und ihrem Leben unzufrieden sind, sehen ihre Lebensereignisse als Folge von bösen Zufällen, blinden Schicksalsschlägen oder Schuld und Versagen.

Sie benötigen Hilfe zur Entwicklung ihres eigenen Lebenskonzepts. Oft lauten ihre unbewussten Erwartungen oder (Lebens-)Programme: *»Das kann ich nicht«, »mir gelingt nie etwas«, »das schaffe ich nicht«.*

Wenn diese destruktiven Suggestionen bewusst wurden, können sie durch bessere, vernünftige Programme ersetzt werden. Sicherlich ist ein Großteil von so genannten Wunderheilungen auf einen neuen, jetzt *»konstruktiven Dialog mit dem Unbewussten«(Mohr* 1997) zurückzuführen, also letztendlich auf die so befreiten »nicht mehr unterdrückten« Selbstheilungskräfte des Organismus. Damit sind diese Wunder ganz reale natürliche Heilungsvorgänge.

Fazit
Im normalen Krankenhausbetrieb wird das Prinzip der Ganzheitlichkeit nicht eingehalten. Der Mensch wird mit dem Betreten des Krankenhauses als Patient gesehen und diese Betrachtung trennt ihn von seinem bisherigen Leben, seiner Biografie und ganz entscheidend von seiner Sicht des Lebens und seiner Gesundheit. Er wird zweigeteilt und nur eine Seite von ihm, das Symptom, wird behandelt. Doch gerade auch seine Lebensführung hat auf die Entstehung der Krankheit, auf seine jetzige Situation, einen entscheidenden Einfluss. Dies wird sträflicherweise außer Acht gelassen. Auf diese Weise wird sich die Behandlung nur auf Symptome und oberflächliche Verhaltensregeln beschränken (Symptombekämpfung). Es wird kein Bewusstsein von Gesundwerdung (Salutogenese) im weiteren die

ganze Existenz umgreifenden Sinne vermittelt. Dieser lohnenden Aufgabe könnten sich die Pflegefachkräfte durch die professionelle Anwendung des Pflegeprozesses annehmen.
Selbstentwicklung bedeutet, dass man Verantwortung für sich selbst übernimmt und diese lebenspraktisch umsetzt, d. h. unabhängig von inneren und äußeren Zwängen ein autonomes Leben führen. Dies kann aber nicht bedeuten, dass das Verantwortungsbewusstsein gegenüber anderen Menschen ausgeschlossen werden soll. Denn erst wenn man völlig individualisiert, verantwortlich und autonom ist, kann man sich den anderen gegenüber öffnen und liebevoll zuwenden. Diese echte Liebe bewirkt, dass der Mensch wächst, nicht aber dass er abhängig wird (z. B. von einem Therapeuten oder einer Therapie).

Meistens weiß man selbst, mit welcher Art der Behandlung man beginnen muss. Einige Ansatzpunkte habe ich oben dargestellt.
»Ein intelligenter Mensch muss es verstehen,
durch eigene Kenntnisse sich bei Krankheitsfällen zu helfen,
überlegend,
dass für die Menschen die Gesundheit das wertvollste Gut ist.«
Hippokrates

Literatur

Böschemeyer, B.: Vom Typ zum Original: Die neun Gesichter der Seele und das eigene Gesicht. Ein Praxisbuch zum Enneagramm. Edition Lebenszeichen, Lahr 1994.

Boyesen, G.: Von der Lust am Heilen. Kösel Verlag, München 1995.

Dahlke, R.; Preiml, B.; Mühlbauer, F.: Die Säulen der Gesundheit. Körperintelligenz durch Bewegung, Ernährung und Entspannung. Irisiana Verlag, München 2000.

Kinadeter, H.: Gesund mit Vitaminen. dtv Verlag,

Mohr, K.: Auflösung der Angst. Wege zur seelischen Ökologie. Bircher-Benner Verlag Gmbh, Friedrichsdorf, 1990.

Mohr, K.: Naturheilkunde für den Alltag. Reform Rundschau, Friedrichsdorf 1997.

Mussmann, C.; Kraft, U.; Thalmann. K.;Muhein, M.: »Die Gesundheit gesunder Personen«
Eine qualitative Studie. Forschungsprojekt SALUTE, personale und organisationale Ressourcen der Salutogenese Bericht Nr. 2. Institut für Arbeitspsychologie Eidgenössische Technische Hochschule Zürich 1993.

Niklas, J.: Wildgemüse: Mehr als eine gesunde Alternative. Trias Verlag, Stuttgart 1999.

Sorel, M.: Mit der Silva Mind Methode zu mehr Gesundheit und Lebensglück. Eine praktische Anleitung zur effektiveren Nutzung der rechten, kreativen Gehirnhälfte. München 1993.

Susen, G.: Der Geist in der Falle. Gesundheit beginnt im Kopf. Bibliomed, Melsungen 1994.

Unterlagen der Zusatzqualifikation »Berater/in für ganzheitliche Gesundheitspflege und Naturheilkunde«

4.2 Die fünf Schritte des gsh-Kontinuums der ersten Ebene

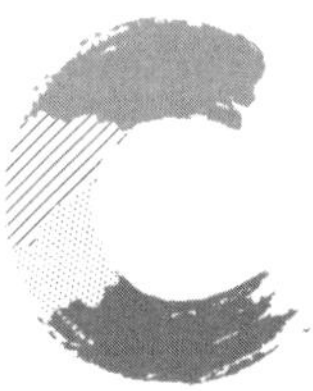

Gedanke – der erste Schritt

Nur der Denkende erlebt sein Leben, am Gedankenlosen zieht es vorbei.
Marie von Ebner-Eschenbach

Stellen Sie sich vor: Sie fahren im Auto – hinter Ihnen hupt jemand. Was denken Sie?

- *Was habe ich falsch gemacht?*
- *Bin ich gemeint?*
- *Ich bin richtig gefahren!*
- *So eine komische Hupe habe ich ja noch nie gehört.*

Ob es sich bei der gedanklichen Reaktion um eine generelle Grundhaltung oder nur um eine momentane kurzfristige Einstellung handelt, lässt sich am Besten selbst herausfinden. Dabei hängt unsere Beobachtung direkt von uns selbst ab, auch von der Art und Weise, wie wir beobachten und was wir beobachten. Tausendfach am Tag führt der Geist Tätigkeiten wie Beobachten, Erfahren, Schauen, Ahnen, Betrachten, Verknüpfen, Entdecken, Erfinden einzeln oder synchron aus.

Gedanken sind kleine Schöpfer und sie beeinflussen auch das Immunsystem. Damit befasst sich der Wissenschaftszweig der Psychoneuroimmunologie. Gedanken selbst sind energiegeladene Schwingungen und erzeugen Schwingungen, die sich z. B. mit Biofeedbackgeräten messen lassen.

Geht man davon aus, dass der Mensch einen freien Willen hat, dann ist er auch verantwortlich für seine Gedanken und bestimmt selbst, was er denkt. Vielleicht sind manche Gedanken eine Antwort auf Fragen in uns? Hören Sie doch einfach mal sich selbst zu. Eine ältere Patientin formulierte das wunderbar »Ich gebe meinen Gedanken Audienz.«

Eigene Gedanken entdecken

Die Schwierigkeit, selbstständig zu denken, hängt oft damit zusammen, dass man von anerzogenen Vorstellungen schwer loskommt. Man erlebt es immer wieder, dass man sich von einer Angst oder einer Sorge nicht freimachen kann. Sie umkreist einen ständig und lässt einen nicht mehr los. Manchmal nimmt sie gigantische Ausmaße an. Denken ist eine gewaltige Macht, die das Ich und die Entwicklung beeinflusst und entsprechende Folgen hat. Bei Gedanken, die einem nicht gut tun, kann es helfen zu hinterfragen, ob die Sorge wirklich begründet ist. Neugier und Offenheit ist nötig, um von schädlichen Denkgewohnheiten loszukommen. Was uns oft schadet, sind die unbewussten, ungeprüften Einstellungen in unserer Seele.

Wir haben eigene Gedanken (primäre Gedanken) und Gedanken, die wir in der Sozialisation übernommen haben (sekundäre Gedanken). Der Prozess des Erwachsenwerdens besteht unter anderem auch darin, diese von früher übernommenen Muster zu prüfen und ggf. anzupassen. Um dies zu prüfen und dann zu entscheiden gibt es zwei Möglichkeiten. Sie betrachten Ihren Gedanken:

1. Wird mit »Ja« geantwortet, integriert man die Werte und erweitert damit das persönliche Selbstkonzept.
2. Wird mit »Nein« (so will ich nicht sein) geantwortet, stellt sich die Frage: *»Wie will ich stattdessen sein?«* Indem man sich mit der Antwort auseinander setzt, beginnt das bewusste Umdenken und die selbstständige Persönlichkeitsentwicklung.

So gesehen kann jeder sein Selbstbild in gewisser Weise ändern. Harmonieren die Gedanken mit dem eigenen Bild, kehrt innere Ruhe ein. Testen Sie es. Können Sie sich selbst annehmen und mindestens einen von folgenden Gedanken über sich denken?

»Ich schätze mich – ich vertraue mir – ich bin mir selbst ein guter Freund – ich kann über mich selbst bestimmen«

Unrealistisches Denken

Das, was einen kränkt, sind meist unrealistische Gedanken in Form von unausgesprochenen Erwartungen wie z. B.: *»Der andere muss doch meine hervorragende Leistung erkennen.« »Wenn ich das und das mache, muss er nett zu mir sein.« »Meine Idee ist so gut, da müssen alle anderen einfach zustimmen«.* Verhält der Andere sich aber gegenteilig, ist man ent-täuscht (wörtlich: von einer Täuschung befreit).

Wenn jemand sich z. B. ärgert, jammert oder »meckert«, identifiziert er sich mit dem, worüber er sich gerade beschwert und hält den Anlass in der Gegenwart fest, obwohl der Auslöser schon längst Vergangenheit geworden ist. Es entsteht eine Blockade. Diese Denkart ist passiv, weil gewissermaßen nur das Alte wiedergekaut wird.

Um wieder geistig rege und kreativ sein zu können, gilt es zu realisieren, dass der »Ärgeranlass« vorbei ist. Erst dann werden Kräfte frei, die der Mensch braucht, um in die Zukunft blicken zu können und zu überlegen: *»Wie gehe ich jetzt damit um?«*

Gedanke und Wahrnehmung

Unsere Gedanken beeinflussen unsere Wahrnehmung und unsere Wahrnehmung beeinflusst wiederum unsere Gedanken. *Paul Watzlawick* beschreibt dieses Phänomen als »selektive Wahrnehmung«. Wenn Sie sich zum Beispiel ein grünes Auto kaufen wollen, sehen Sie plötzlich viel mehr grüne Autos als vorher oder als ich als Schülerin auf der Entbindungsstation arbeitete, sah ich auf einmal sehr viel mehr schwangere Frauen in der Stadt als sonst.

Unser Geist kann zwei Dinge gleichzeitig: Denken und das Denken beobachten. Das ist auch der Ansatzpunkt, wenn man sich selbst steuern möchte oder zumindest bildet man es sich ein. Aber auch diese Ein-Bild-ung ist die subjektive Realität des Individuums, die es zu akzeptieren gilt. Wir denken in Worten und in Bildern und diese inneren Bilder sind einleuchtend für den, der sie sieht.

Gedanken in Form von Bildern werden der rechten Gehirnhälfte zugeordnet und Gedanken in Form von Worten der linken. Denken Sie mal an »Blau«. Sehen Sie das Wort »Blau« oder sehen Sie etwas Blaues wie z. B. den Himmel? Ganz gleich, ob Sie jetzt das Wort oder die Farbe vor Ihren inneren Augen gesehen haben, Sie haben erlebt, wie eng Denken mit »sich etwas vorstellen« verknüpft ist.

Über die Klarheit in Gedanken erhalten wir Klarheit in Gefühlen. Denn wer denkt, kann nicht gleichzeitig fühlen und umgekehrt. Daher ist es empfehlenswert, zum nächsten Schritt im gsh-Kontinuum überzugehen, zum Gefühl.

Gefühl – der zweite Schritt

»Wenn du mein Gefühl nicht wahrnimmst, nimmst du mich nicht wahr. Wenn du mich nicht wahrnimmst, mit wem willst du dann das Problem lösen«.
Samy Molcho

Gefühle wahrzunehmen, zu erleben und ihre Gegenwart zu akzeptieren, ist ein wesentlicher Teil des denkenden Menschen. Gefühle sind ein Ausdruck unseres seelischen Daseins und werden über den Körper wahrgenommen. Der Psychoneuroimmunologe *Kurt Zänker* veranschaulicht das in folgendem Text: »*Stellen Sie sich vor, Sie gehen nachts eine spärlich beleuchtete Straße entlang. Es regnet und dicke Regentropfen klatschen auf alte Dachrinnen, das einzige Geräusch, das nur vom gleichmäßigen Tritt Ihrer Schuhe unterbrochen wird; kein Autoverkehr. Sie gehen zuerst langsam, dann in der Mitte des Bürgersteigs, später fast auf der Straße, um nicht nahe an dunklen Hauseingängen vorbeigehen zu müssen. Plötzlich spüren Sie, jemand muß hinter Ihnen sein. Schritte hinter Ihnen werden schneller und lauter, die Schritte haben Sie eingeholt, Sie fühlen schon einen Atem in Ihrem Nacken, Sie drehen sich in Panik um – nichts! Ihr Gehirn hat eine Gefahr wahrgenommen, weil Sie sich vielleicht unbewusst an Bilder erinnert haben, die Sie aus einem Edgar Wallace Kriminalfilm kennen. Neurochemische Botenstoffe haben Ihre Muskelspannung erhöht, Ihr Blutdruck ist angestiegen, Schweißperlen traten auf die Stirn, ein fahler Geschmack breitete sich im Mund aus und der Atem stockte ab und an, um noch genauer hinzuhören, ob die Schritte vielleicht schon so nahe sind, dass eine unmittelbare Gefahr drohen könnte. Der Zustand Ihres ganzen Körpers, die neurochemische Kommunikation zwischen Körperzellen und Zellen des Nervensystems (Gehirn) hat sie kurzfristig in einen Alarmzustand versetzt. (...) Alle Körperreaktionen sind nur deshalb aufgetreten, weil sich im Gehirn das Bild einer bewussten Bedrohungssymptomatik aufgebaut hat. (...) Obwohl wir viele solch komplexer Interaktionen zwischen Gehirn und Körper anführen können, vom Wissenschaftskonzept her wird die emotionale Leistung des Gehirns immer noch von der somatischen Leistung der Organe separiert und damit auch getrennt erforscht*« (in: *Zänker* 1996).

Die Auswirkungen von Gefühlen auf das Immunsystem und somit auf körperliche Reaktionen werden in der neuen Wissenschaftsdisziplin der Psychoneuroimmunologie sozusagen wieder entdeckt. Körperliche und seelische Komponenten lassen sich bei Gefühlen nicht voneinander trennen.

Die körperlichen Gefühle äußern sich meist in verschiedenen Formen des Schmerzes und können manchmal einem Organ zugeordnet werden, wie z. B. Kopfschmerzen, Zahnschmerzen, Bauchschmerzen. Jeder weiß aber auch, dass durch Schmerzen an einer Stelle des Körpers das Gesamtbefinden beeinflusst wird.

Gefühle sind immer ganzheitlich und nur für den nachvollziehbare Realität, der sie spürt. Sie sind für den, der sie erlebt, nach außen nicht beweisbar und für den, dem man es erzählt, nicht widerlegbar. Gefühle entziehen sich der Vergleichsmöglichkeit. Spricht man dem anderen sein Gefühl ab, wie z. B. mit der Äußerung: *»Seien Sie doch nicht so traurig, die Sonne scheint doch heute so schön«*, stellt man den ganzen Menschen in Frage.

Gefühle sind im Hier und Jetzt spürbar, alles andere ist Erinnerung an ein Gefühl. Diese Erinnerung ist mit einem inneren Bild verbunden, das oft auch noch bewertet wird. Die Bewertung ist abhängig

- von der Situation, dem Ziel und dem Alter des einzelnen Menschen
- von den Werten der Gruppe, der Gesellschaft
- vom Jahrhundert, der Zeitqualität (Mode, Werbung).

Es sollte eigentlich keine Norm für Gefühle geben, aber die Menschen haben sich Normen geschaffen wie z. B.: *»Das gehört sich«* oder: *»Das gehört sich nicht«*. Wie bewerten Sie als Pflegefachkraft die Aussage einer 70-jährigen Frau, deren Ehemann gerade auf Ihrer Station gestorben ist: *»Jetzt kann ich endlich einmal tun, was ich will«*? Sicher können Sie sich verschiedene Bewertungen vorstellen?

Als Kategorien für die Bewertung der Gefühle werden z. B. genannt: Gute und schlechte Gefühle, positive und negative Gefühle, förderliche und hinderliche Gefühle, gesellschaftlich akzeptierte und nicht akzeptierte Gefühle. Durch diese Bewertung können Konflikte für den Einzelnen entstehen. Jemand ist vielleicht glücklich und zufrieden in einer Situation, in der es sich aufgrund der gesellschaftlichen Gewohnheit (angeblich) nicht gehört, glücklich zu sein – wie oben in dem Beispiel.

Je mehr der Mensch sich seiner selbst bewusst wird, die Vergangenheit akzeptiert und sich weiterentwickelt, umso freier wird er von den Bewertungen der Gefühle durch Andere. Je freier er wird, umso mehr Gefühle kann er zulassen und umso intensiver und lebendiger wird sein Leben. Da meistens in der Wahrnehmung zuerst Gefühle auftauchen, sind bewusst gewordene Gefühle hilfreiche Informationen auf dem Weg zur Selbsterkenntnis. Sie können eine wichtige Basis für Entscheidungen darstellen. In diesem Sinne ist jede Art von Gefühlen sehr nützlich.

Gefühle, die in Sprache ausgedrückt werden, sind für den Gesprächspartner klar erkennbar und nicht mehr Vermutung. Somit kann Mitgefühl, Anteilnahme, Anerkennung etc. entstehen; wichtige soziale Fähigkeiten oder Fertigkeiten (Kompetenzen), um Beziehungen wahrnehmen zu können.

Spricht jemand von sich aus über seine Gefühle, nennt man das in der Kommunikationspsychologie »Ich-Botschaft« (*Schulz von Thun*). Interessiert sich der Hörer für die Gefühle des Sprechers, die in der Aussage mitschwingen, geschieht das meist in der Form des »Aktiven Zuhörens« (*Rogers*).

Ziel – der dritte Schritt

Können Sie sich vorstellen, dass es braune Zahnpasta gibt? Vielleicht denken Sie jetzt »*Igittigitt*« – dann haben Sie es sich schon vorgestellt und mit einem Gefühl verknüpft. So schnell geht das. Sie entdecken eine Denkbarriere oder auch einen Glaubenssatz wie z. B.: »*Hygienisch und rein verbinde ich mit hellen Farben wie z. B. weiß.*«

Tatsächlich gibt es braune Zahnpasta. Es gab also jemanden, den diese Vorstellung motivierte. Braune Zahnpasta enthält natürliche Wirkstoffe aus dem Moor, die eine schonende und gründliche Reinigung der Zähne bewirken. Braune Zahnpasta enthält kein Konservierungsmittel, schäumt nicht und tut den Zähnen gut. Ich benutze sie. Aber ich musste umdenken, denn mein gewohntes Bild von Zahnpasta war weiß und schäumend.

Vorstellbar ist etwas anderes als nachvollziehbar. Beides muss in getrennten Schritten betrachtet werden. Wenn man zu früh über die Realisierbarkeit eines Projekts nachdenkt, begrenzt man sich zu früh. Zielvorstellungen beziehen sich auf die Zukunft und sollten außerhalb der bekannten Erfahrungen liegen. Erfahrung speist sich aus der Vergangenheit und man möchte ja gerade die alte Situation verändern, aber dazu braucht man eine neue Idee.

»Nur die Phantasie kann die Realität verändern«, schrieb *Michael Ende* und Fantasie muss über das zunächst Realisierbare hinausreichen. Dafür braucht man eine Art »filmisches Denken« (*Steffen Kopetzky*). Das gilt ganz besonders, wenn man Probleme lösen möchte. Denn Probleme entstehen, weil man an einer Kompe-

tenzgrenze angekommen ist und die gewohnten Verhaltensmuster in der neuen Situation nicht den gewünschten Erfolg bringen.

Bei jeder Veränderung oder Weiterentwicklung sind Ziele eine wichtige Voraussetzung für bewusstes Handeln. Ziele basieren auf der eigenen Wertvorstellung und liegen daher auch in der Verantwortung der Person, die sich die Ziele setzt. Man kann sich Ziele nur selbst setzen oder durch eine bewusste Entscheidung von anderen übernehmen. Durch Ziele bekommt das individuelle Leben einen Sinn. Für eine bewusste Zielsetzung sind drei Fragen zu beantworten:
(1) Die Frage nach dem Inhalt: »*Was will ich überhaupt?*« (2) Die Frage nach dem Sinn: »*Wozu will ich das Ziel, welche Bedeutung hat es für mich?*« (3) Die Frage nach den formalen Kriterien: »*Wie formuliere ich mein Ziel korrekt?*«

Durch Zielsetzung entsteht Konzentration. Diese Kraft macht uns fähig, unser Denken und Fühlen in Einklang zu bringen und auf das Ziel hinzuarbeiten. Ein Ziel ist eine neue, vor dem inneren Auge vorgestellte Situation, die der Mensch erreichen möchte, und liegt in der Zukunft. In dem Augenblick, in dem man sich das Ziel in seiner Vorstellung ansieht, ist es gegenwärtig (Zielbild). Ein Ziel ist Anfang und Ende zugleich. Denn hat man das Ziel erreicht, existiert es nicht mehr als Ziel; es ist zur Gegenwart, zur neuen Istsituation geworden. Ziele gibt es demnach nur in der Vorstellung.

Die Kriterien zur Zielformulierung sind dieselben wie die für die Ziele im Pflegeprozess:

- schriftlich
- konkrete Beschreibung des neuen Zustandes
- vorstellbar (subjektiv realistisch)
- in eigener Verantwortung
- grammatikalisch positiv
- mit Termin

Es ist wichtig zu überprüfen, ob die Ziele auch zum eigenen Selbstkonzept, zur Ganzheit der Person passen. Dadurch entsteht Motivation (movere – sich bewegen) und Energien werden frei. Genau diese Energien braucht man für die Durchführung der Maßnahmen, mit denen man das Ziel erreichen möchte. Das ist auch wichtig für den Patienten bei der aktivierenden Pflege.

Stellt man die Frage nach dem Ziel in einem Beratungsgespräch, erhält man oft als Antwort all das, was der Ratsuchende **nicht** will. Es fällt manchmal schwer, die Gedanken in die Zukunft zu richten. Meistens ist dann das Problem noch nicht genügend besprochen worden. Es ist ein wichtiger Bestandteil des Beratungsgesprächs, dem Ratsuchenden bei seiner Zielformulierung zu helfen. Erst danach kann er aus der Fülle der möglichen Maßnahmen die entsprechende auswählen.

Meist denkt man erst bei Problemen, die man ändern möchte, an Ziele. Genauso wichtig ist es sich in zufriedenstellenden Situationen, im Ressourcenbereich, Ziele zu setzen; nämlich in dem Sinne, den guten Zustand erhalten zu wollen. Dass man dafür auch etwas tun oder lassen muss, also Maßnahmen durchführen, wird oft nicht bedacht. So entstehen manche Probleme überhaupt erst.

Ziele, bewusste und unbewusste, bestimmen die Route unseres Lebens. Das Ziel ist eine innere Bezugsgröße, die wir uns selbst stecken. Entsprechend des gsh-Kontinuums können sich die Ziele auch auf die verschiedenen Schritte innerhalb des Kontinuums beziehen und strahlen eine unterschiedliche Intensität aus. Demzufolge sind die Ziele auf der

Gedankenebene	kognitive Ziele, z. B.	*»Ich bin gesund«* (Der Gedanke »ich bin gesund« ist nicht mit objektiven Befunden gleichzusetzen.)
Gefühlsebene	emotionale Ziele, z. B.	*»Ich fühle mich gesund«*
Handlungsebene	pragmatische Ziele, z. B.	*»Ich verhalte mich gesund«*

Durch die sich anschließende Handlungsplanung kann die im Geist vorweg genommene Möglichkeit Realität werden.

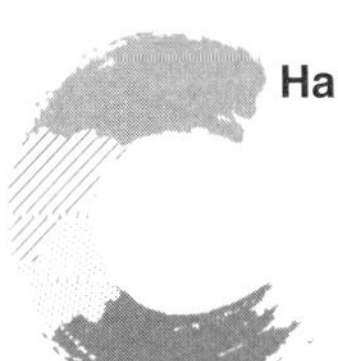

Handlung – der vierte Schritt

Jede Handlung ist das Ergebnis eines inneren Prozesses und bezieht sich auf Ziele. An dem Wort »Hand-lung« erkennt man, dass der sichtbare Körper (Hand als Teil für den ganzen Körper) miteinbezogen ist. Zu dem Konzept der »vollständige(n) Handlung« gehören in der Arbeitspsychologie 5 Merkmale: *»Information, Planung, Entscheidung, Realisation und Reflexion« (Hacker*, in: *Büssing* 1992). Diese Schritte sind identisch mit dem Pflegeprozess.

Durch Handeln tritt der Mensch in Beziehung zur Außenwelt. Jede Handlung ist eine Selbstdefinition nach außen und hat Folgen. Es ist gut, über die Vielfalt möglicher Konsequenzen vor dem Handeln nach zu denken, sich aber gleichzeitig bewusst zu sein, dass man nicht alle Konsequenzen einkalkulieren kann.

Ein wichtiges Qualitätskriterium im Gesamtzusammenhang der Handlung ist die erlebte Zeit, der rechte Augenblick, der »kairos«. Dieser Augenblick lässt sich nicht wissenschaftlich errechnen, er ist intuitiv zu erfassen. Voraussetzung dafür ist Vertrauen in sich selbst, ein Gespür für diesen Augenblick und Entschlossenheit.

Der Bezugspunkt für unser Tun kann außen oder im Inneren des Menschen liegen. Liegt er in uns und stimmt die Handlung mit der Einstellung überein, spricht man von kongruenter, authentischer oder stimmiger Persönlichkeit. In der Rhetorik nennt man es auch »Ausdruckskompetenz«. Dieses Tun wird vom Handelnden als sinnvoll empfunden im Gegensatz zur Wirkungskompetenz. In diesem Fall sagt der Mensch zwar äußerlich »Ja«, trägt in sich aber ein »Nein«; es besteht eine Spannung zwischen innen und außen. Der Betreffende bemüht sich, eine bestimmte Fassade aufrecht zu erhalten. Kann die Außenorientierung bei der Handlung nicht mit der eigenen Innenwelt in Einklang gebracht werden, entsteht Stress. Es ist auf Dauer anstrengend, nach außen etwas Anderes zu signalisieren, als man innerlich denkt. Überwiegt diese Art zu handeln im Leben, kann dies ein Keim für das Burnout-Syndrom sein.

Es gibt zwei Hauptkategorien, die eine Handlung bestimmen können: Man kann aus der Fülle oder aus einem Defizit heraus handeln. Aus der Fülle handelt jemand, der etwas gut kann, weil er bestimmte Fähigkeiten besitzt.
Derjenige, der aus einem Defizit heraus handelt, erwartet etwas von außen, um »eine Lücke« in seinem Selbstbewusstsein zu füllen. Diese Person sagt etwa: »*Wenn der mich weiterhin schlecht behandelt, behandle ich ihn auch schlecht!*« Mit dieser Haltung ist man fremdbestimmt und abhängig von der Verhaltensweise der anderen. Meist leidet man unbewusst unter einer nicht erfüllten Erwartung. Das ist von einer klaren Entscheidung zu unterscheiden.

Die nach außen sichtbare Handlung (Aktion) kann als Verhalten, als Reaktion oder auch in Form von Worten (= Sprachhandlung) stattfinden. Die gesprochenen Worte werden immer von Körpersprache begleitet. Daran wird deutlich, dass innerseelisches Geschehen und äußere Handlung in Wechselbeziehung stehen und eine psychophysische Einheit bilden. Auf Handlungen bekommen wir keine Rückmeldungen, die dann eine Erfahrung für uns darstellen.

Erfahrung – der fünfte Schritt

Wir glauben, Erfahrungen zu machen, aber die Erfahrungen machen uns.
Ionesco

Hierzu eine Geschichte mitten aus dem Leben: *Es ist Sonntag und es wird gefeiert. Man freut sich, dass wieder einmal so viele Familienmitglieder zusammengekommen sind. Am Mittagstisch sitzen drei Generationen, Mutter, Tochter (auch Mutter) und Enkel. Die Großmutter lebt in einem Altenpflegeheim. Als der Braten aufgetragen wird, fragt die Enkeltochter: »Mutti, warum schneidest Du eigentlich immer vor dem Anbraten ein Stück des Fleisches ab und legst es daneben in die Pfanne?«*
Die Mutter antwortet: »Ich habe es so von meiner Mutter gelernt, ich glaube dadurch wird der Braten zarter. Sie ist ja auch hier, ich frage sie gleich mal.« Diese fragt nun wiederum ihre Mutter und erhält die gleiche Antwort. »Ja, ich glaube, dadurch gelingt das Fleisch besser. Ich habe es auch von meiner Mutter übernommen.« Darauf beschließen Sie, die Großmutter im Altenheim anzurufen und sie zu fragen.
Die Großmutter antwortet: »Wir waren eine große Familie und damit das Fleischstück in die Form der ovalen Pfanne passte, musste ich immer einen »Zipfel« abschneiden und daneben legen.«

Es ist also wichtig, zwischen Bewährtem und notwendigen Innovationen zu unterscheiden. Aber auch Bewährtes kann sich überholt haben, wie in der Geschichte durch eine veränderte Familiengröße oder Topfgröße.

Gedankenlose Routinearbeit wie die tägliche Temperaturmessung bei allen Patienten, kann man (sollte man auch!) abschaffen. Es ist eine Arbeitserleichterung auf der körperlichen Handlungsebene, erfordert aber eine andere Wahrnehmungs- und Denkarbeit. Man muss nun die Patienten beobachten, wie es zur individuellen Pflege gehört. Bei Routine hat man weniger Denkarbeit, dafür mehr körperliche Arbeit.

Mit jeder Handlung ist eine Erfahrung verbunden, die man nicht vorprogrammieren kann. Erfahrungen kann man nicht theoretisch vermitteln, Erfahrungen muss jeder selbst machen, die Reflexion von Erfahrung bringt Erkenntnisse hervor.

Durchdachte Erfahrung ist eine wiedergewonnene Freiheit des Blicks. Doch was nützt uns Erfahrung, wenn jede Situation neu und einmalig ist?

Man muss Erfahrungen explizit auswerten, um dieses Wissen für neue Situationen implizit zur Verfügung zu haben. Erfahrungen sind selbsthergestellte »Einmalprodukte«, nicht delegierbar und nicht kopierbar.

Im Wörterbuch der philosophischen Begriffe heißt es unter dem Stichwort »Erfahrung«: »*Zuerst bei Paracelsus für lat. experentia, allgemein das Sich-auf-den-Weg-Machen, um etwas zu erkunden, kennenzulernen, selbst zu sehen, sowie das, was man dabei erfährt (das Ergebnis der Fahrt)*«.

Im modernen naturwissenschaftlichen Denken spielt Erfahrung sowohl als Methode wie auch als Ergebnis des auf Beobachtung und Experiment beruhenden Forschens eine herausragende Rolle. Auch Religion verfügt über Erfahrungswissen, wenn auch anderer Art: Im Mittelpunkt steht nicht eine verallgemeinerbare Erkenntnis, sondern die einmalige Erfahrung und Begegnung mit dem Heiligen (heil = ganz, völlig, vollständig, gesund).

Lässt sich präzisieren, was mit Erfahrung gemeint ist? Stellt der Begriff vielleicht sogar die Brücke dar zwischen den beiden Welten des Sichtbaren und Unsichtbaren? Auf dieser Brücke bewegt sich der Alltagsmensch mit seinen Erfahrungen, deren Inhalt und Sprache beiden »Welten« entnommen sind, sozusagen als Wanderer zwischen den Welten. Früher als das Reisen nur wenigen vorbehalten war, nannte man den erfahren, der das Land er-fahren hatte. Er war ein Ge-fährte. Das galt auch für die, die sich keine Kutsche leisten konnten. Denn viel wandern macht bewandert.

Interessant ist in diesem Zusammenhang, dass die ursprüngliche Bedeutung des Wortes »Kunde« der des »mündigen Patienten« sehr nahe kommt: »*Kunde, d. h. der Bekannte, auch Bezeichnung für wandernde Handwerksburschen mit Erfahrung*«, heißt es im Brockhaus. So hat auch die moderne englische Wortschöpfung »Coaching« mit fahren zu tun. Sie soll aus dem Polnischen von Kutsche abgeleitet sein. Im Bild gesprochen: Der Reisende, der Kunde, der Patient gibt das Ziel vor und der Kutscher, der Coach, kennt das Gelände und bringt ihn an sein Ziel.

In jedem Leben entstehen Erfahrungswerte. Für Erfahrungen braucht man Zeit, für ihre Auswertung auch. Nur dann kann man Erfahrenes künftig gezielt anwenden, ohne die eigene Erfahrung dem anderen in Form von Ratschlägen einfach überstülpen zu müssen.

Fragen zur Reflexion können sein:
Vergangenheit – Was habe ich erlebt?
Gegenwart – Was bedeutet es mir?
Zukunft – Was kann ich daraus lernen? Wie wende ich es an?

Nach der Verarbeitung gehen die Erfahrungswerte ins Unterbewusstsein über und stehen in ähnlichen Situationen als Handlungsmuster zur Verfügung. Man hat eine neue unbewusste Kompetenz.

Erfahrung setzt Selbstbeobachtung und Kategorien zur Einordnung voraus. Das Denken bringt die Inhalte der Erfahrung in logisch-begriffliche Beziehungen. Je offener ein Mensch ist, umso mehr Einordnungskategorien hat er zur Verfügung und umso vielfältigere Erfahrungen kann er machen.

Das innere Selbst ist ständig im Austausch mit der Umwelt und daher fließend. Damit es nicht zerfließt, ist es hilfreich, sich eine innere Struktur aufzubauen. Dafür kann man das gsh-Kontinuum nutzen. Die verarbeitete Integration der Lebenserfahrung in das Selbstkonzept bedeutet immer einen Wachstumsprozess und ist Voraussetzung für psychische Gesundheit. Es bedeutet, dass die Körper- und Sinneserfahrungen, die wahrgenommen werden, auch angenommen werden, mit dem Selbst verglichen, abgeprüft und entsprechend integriert.

Erfahrungen können als Bedrohung oder als Bestätigung erlebt werden, je mehr man von sich selbst kennt, umso mehr Bestätigung kann man erleben. Unsere Erfahrungen werden unbewusst blitzschnell mit unserem Selbstkonzept verglichen. Dabei ist zunächst nur entscheidend, ob diese Erfahrung zum Selbstkonzept passt oder nicht. Dabei wird »passt« positiv bewertet, auch wenn es eine negative Erfahrung war. Es kommt einem bekannt vor, wird als Bestätigung erlebt und kann somit gefahrlos ins Selbst integriert werden.

Wer sein Selbstkonzept nicht erweitern möchte, der lehnt Erfahrungen, die nicht mit dem eigenen Wertesystem übereinstimmen, ab. Dieser Mensch macht keine neue Erfahrung, sondern bestätigt nur sein altes Muster: »*Ich habe seit 30 Jahren immer dieselbe Erfahrung gemacht. Ich weiß, dass das nicht geht.*« Tatsächlich hat dieser Mensch seit 30 Jahren nur eine einzige Erfahrung gemacht.

Voraussetzung für echte Erfahrung ist, dass Erfahrungen wahrgenommen und verarbeitet werden. Dabei kann es vorkommen, dass man bemerkt, dass eine bestimmte Erfahrung nicht sinnvoll war.

Es geht einerseits darum, Begriffe und Vorstellungen zu sauberen formalen Strukturen zu ordnen, andererseits aber auch darum, offenen Sinnes in neue Situationen hinein zu gehen, sich berühren zu lassen, die Schwächen der bisherigen persönlichen Verfahrensweisen zu erkennen und über sie hinauszugehen.

Zur Konkretisierung, Bewusstwerdung, Verarbeitung und Integration der Erfahrung gehört die sprachliche Formulierung. Hier kann ein Beratungsgespräch sehr hilfreich sein.

4.3 Projektbericht: Überzeugung durch Selbsterfahrung: Aromapflege – Ätherische Öle in der Pflege

Gabriele Patzer

Gabriele Patzer legte bei ihrer Projektarbeit in der Ambulanten und Stationären Pflege das Hauptaugenmerk auf Überzeugung und Selbsterfahrung, sowohl bei den Mitarbeitern, dem Geschäftsführer, der Pflegedienstleitung, wie auch bei sich selbst.

Im Rahmen der Zusatzqualifikation erhielt ich Zugang zur Aromatherapie und zu den Einsatzmöglichkeiten der Ätherischen Öle in der Pflege. Bis dahin waren mir diese nur flüchtig bekannt und ich habe sie ausschließlich im privaten Bereich eingesetzt, z. B. zur Luftverbesserung und zur Steigerung des eigenen Wohlbefindens. Aufgrund meines fehlenden Hintergrundwissens und der daraus resultierenden Unsicherheit im Umgang mit den Ölen, war es für mich undenkbar die Öle in der Pflege anderer Menschen einzusetzen.

Einen Einstieg in das Thema ermöglichte mir die Begeisterung der Referentin Hannelore Géczi für die Öle. Neben dem theoretischen Vortrag bestand auch die Möglichkeit, die Öle zu riechen. Die Kombination von Duft und Berührung während der Aromamassagen überzeugte mich endgültig.

Ich konnte an mir die verschiedensten Auswirkungen feststellen:

- Ich genoss den Hautkontakt.
- Ich hatte das Gefühl innerlich angenehm zu fließen, wie das Öl auf meiner Haut.
- Es wurden Seiten in mir angesprochen, die mir bislang unbekannt waren, so z. B. als hätte sich ein Zugang zu altem (vorhandenen) Wissen in mir geöffnet.
- Ich lernte neue Fähigkeiten an mir kennen, z. B. kann ich einfühlsam, technisch und rhythmisch gut massieren.
- Ich erhielt eine neue Wahrnehmungs- und Kommunikationsmöglichkeit mit dem anderen Menschen (nonverbal).
- Es war für mich persönlich ein weiterer Schritt zur ganzheitlichen Pflege.

Es reifte in mir die Erkenntnis: »*Die Ätherischen Öle überzeugen selbst*«. Ich kann dazu den äußeren Rahmen schaffen, den Ölen ein Forum bieten, in dem sie ihre Überzeugungsarbeit leisten können. Nach und nach reifte in mir die Vorstellung, den Kontakt zwischen den Ätherischen Ölen und Pflegefachkräften herzustellen. Für Pflegefachkräfte ist die Berührung von Menschen selbstverständlich. Sie nehmen unzählige Male am Tag Hautkontakt mit dem Patienten auf.
Ich wollte den Pflegefachkräften den Kontakt zu Ölen anbieten, damit sie selbst die Wirkung erfahren konnten. Voll Vertrauen in die Ätherischen Öle hoffte ich, die Pflegefachkräfte würden dann auch eine Bereicherung der Pflege erkennen, die ich mir selbst vorstellen konnte. Ich bereitete die Einführung der Aromapflege vor und erwartete mir Zustimmung und Unterstützung.

Vorüberlegungen: Welche Voraussetzungen bringe ich selbst mit?
Fachliche Voraussetzungen:
- Krankenschwester (Pflegefachkraft)
- Bereichsleitung Ambulante Pflege
- Sozialmanagementlehrgang
- Mitglied im Ausschuss »Interne Fortbildung« (im Diakonischen Zentrum)
- Wissen um die Grundbegriffe der Aromapflege und die Möglichkeit, mich mit Problemen an Fachleute wenden zu können (Referenten)
- Beraterin für ganzheitliche Gesundheitspflege und Naturheilkunde

Persönliche Voraussetzungen:
- Erkenntnis, dass ganzheitliche Pflege sinnvoll ist
- Visionen zur Einführung der Aromapflege
- Fähigkeit und Erfahrung, neues Wissen weiterzugeben
- Einfühlungsvermögen
- Durchhaltevermögen
- Strukturierungsfähigkeit
- Organisationsfähigkeit
- Kreativität
- Bereitschaft zu dosierter und zielorientierter Mehrarbeit

Was will ich bis wann erreichen?
Zeitplan:
a) Fernziel: Bis zum 31. Dezember 2001 ist die Aromapflege in der ambulanten und stationären Pflege eingeführt.
b) Nahziele: Bis zum 30. September 2001 haben die Mitarbeiterinnen selbst Erfahrungen mit ätherischen Ölen gemacht, verfügen über Hintergrundwissen zur Aromatherapie und kennen die Einsatzmöglichkeiten der Aromapflege ambulant und stationär.

Was muss ich im Vorfeld abklären?

I. Der Geschäftsführer wird über das Vorhaben informiert und seine Zustimmung eingeholt.

Ich biete ihm eine Aromamassage an. Er nimmt das Angebot an und ich führe eine Schulter/Nackenmassage bei ihm durch.

Vereinbarung:

- Die Mitarbeiterinnen werden an die Aromapflege herangeführt. Bei einer breiten Akzeptanz wird eine Erweiterung des Pflegekonzeptes angestrebt.
- Die Mitarbeiterinnen nehmen im Rahmen der Internen Fortbildung an den Veranstaltungen zur Aromapflege teil.
- Anrechenbare Dienstzeit pro Mitarbeiterin: zwei Stunden.
- Die Erfahrungen aus der Fortbildung werden an die Qualitätsbeauftragte und die Qualitätszirkel für den ambulanten und stationären Bereich weitergegeben, um Standards zu entwickeln.
- Meine persönliche Tätigkeit für dieses Projekt habe ich als »ehrenamtlich« definiert.

II. Die Pflegedienstleitung hat im Vorfeld ihre Zustimmung signalisiert und wird über die Absprache mit dem Geschäftsführer informiert.

Es wird festgelegt, dass alle Mitarbeiterinnen die Möglichkeit erhalten sollen, an den Fortbildungsveranstaltungen teilzunehmen.
Dazu sind fünf bis sechs Veranstaltungstermine nötig, um in Gruppen bis zu 12 Teilnehmern arbeiten zu können.
Die momentane Urlaubszeit, meine Kursteilnahme in Oberursel und der Schichtdienst der Mitarbeiterinnen finden in der Terminplanung Berücksichtigung.
Die Termine für die internen Fortbildungen werden abgesprochen und festgelegt.
Die Pflegedienstleitung wird eingeladen, an der Aromapflegeveranstaltung teilzunehmen. Sie meldet sich für den ersten Termin an.

III. Einbeziehung der Qualitätsbeauftragten.

Das Projekt wird mit seinen Möglichkeiten vorgestellt. Über die durchgeführten Absprachen mit Geschäftsführung und Pflegedienstleitung wird informiert. Die Qualitätsbeauftragte wird zur Teilnahme an einer der Veranstaltungen eingeladen und sagt ihre Teilnahme zum zweiten Termin zu.
Mit der Qualitätsbeauftragten werden folgende Ziele vereinbart:

- Die Erfahrungen aus den Fortbildungsveranstaltungen sind bis 31. Oktober 2001 an die Qualitätszirkel zur Weiterbearbeitung gegeben.
- Die Qualitätszirkel erarbeiten Durchführungsstandards und geben den Startschuss zur Einführung der Aromapflege hausintern bis 15. Dezember 2001.

Durchführung der Veranstaltungen zum Thema Aromapflege

Vorbereitung der 1. Veranstaltung:

- Belegung des Besprechungsraums für alle vereinbarten Termine im Raumbelegungsplan durch Unterschrift (Ausweichraum einplanen).
- Aushang mit Anmeldeliste zur verbindlichen schriftlichen Anmeldung, max. 12 Teilnehmerinnen pro Termin. Mitzubringen: ein Handtuch. Hinweis auf Dienstzeitanrechnung von zwei Stunden.
- Erstellung eines Konzepts, das den Ablauf des Abends regelt und noch so viel Flexibilität beinhaltet, dass ich auf Veränderungen oder Anregungen seitens der Teilnehmer reagieren kann.
- Vorbereitung und Beschaffung von Materialien.

Durchführung der 1. Veranstaltung

- **Vorbereitung des Raumes:** Lüften, Tischmitte mit Duftrosen und Lavendel aus dem Garten dekorieren, Tische und Stühle so arrangieren, dass zwei unterschiedliche Sitzhöhen entstehen. Bei der Schulter/Nackenmassage sollte die Massierende höher sitzen, um die Massage entspannt durchführen zu können. Die Massierende sitzt auf dem Tisch; auf dem Stuhl vor ihr, mit der Lehne zum Tisch, diejenige, die sich massieren lässt.
- **Vorbereitung des Materials:** Bereitstellen der Öle, Bereitstellen der Ölschalen zur Massage, Auslegen der Teilnahmelisten zum Eintragen der Anwesenheit, Auslegen von Artikeln über die Aromaschwestern, des Fachartikels über Aromapflege und Literaturhinweise zum Thema Aromapflege von der Referentin *Hannelore Géczi.*
- **Begrüßung der Teilnehmer:** Jede Teilnehmerin wird persönlich begrüßt.
- **Durchführung:** Der Abend wird nach dem Konzept, das ich mir erarbeitet habe gestaltet. Grundsätzlich basiert mein Konzept auf Inhalten aus der Zusatzqualifikation »Berater/in für ganzheitliche Gesundheitspflege und Naturheilkunde« und wurde von mir erweitert.
- **Feedback:** strukturierte Rückmeldung von jeder Teilnehmerin zu den neuen Erfahrungen.
- **Verabschiedung:** Jede Teilnehmerin wird persönlich verabschiedet.
- **Aufräumen des Materials:** Der Raum wird wieder in den Ausgangszustand versetzt, die Fenster und das Gebäude verschlossen.

Nachbetrachtung: Reflexion

Welche Erfahrungen habe ich gemacht?

1. Die Dekoration des Raumes kam gut an, Duftrosen und frischer Lavendel stimmten gut auf das Thema des Abends ein.

2. Das Do-In, eine asiatische Körperklopfübung zur Aktivierung, war für die Teilnehmerinnen neu. Nach anfänglichem Gekicher machte es Spaß und erfüllte seinen Zweck. Die Teilnehmerinnen hatten größtenteils einen anstrengenden Tag hinter sich und konnten so aufgeweckt an das neue Thema herangehen.
3. Meine persönliche Einleitung kam gut an. Es wurden Fragen nach der Zusatzqualifikation und der Reformhausakademie gestellt.
4. Meine Nachfrage nach persönlichen Erfahrungen bei der Anwendung von Ätherischen Ölen brachte folgende Ergebnisse:
   Die meisten Teilnehmerinnen haben bereits Ätherische Öle für den Hausgebrauch verwendet, zur Stimmungsverbesserung in der Duftlampe oder zur Luftverbesserung. Sie waren erstaunt, was es für den richtigen Gebrauch einer Duftlampe alles zu beachten gibt.
   Zwei Teilnehmerinnen hatten schon Kurzfortbildungen zum Thema Aromatherapie besucht. Sie haben das dort erfahrene Wissen aber nicht angewandt, weil es nach der Kurzfortbildung im Arbeitsalltag nicht eingefordert wurde. Gleichzeitig fühlten sie sich nicht berufen und in der Lage, die Anwendung von Ätherischen Ölen in der Pflege einzuführen und die Kolleginnen vom Thema zu begeistern.
   Die Einstellung, die ich zu dem Thema vorfand, war pauschal ausgedrückt, interessiert und neugierig.
5. Da diese Abfrage zu den Vorkenntnissen und persönlichen Erfahrungen mündlich war, habe ich mir für die Folgeveranstaltungen vorgenommen, die Abfragen in Schriftform vorzunehmen um die Aussagen auch fixieren zu können.
6. Zu einer kurzfristig eingeladenen Teilnehmerin (Lehrerin für Altenpflege, in unserem Diakonieverein aktiv und Vorsitzende des neu gegründeten Hospizvereins) fand ich über die Aromamassage einen neuen Zugang. Bisher hatten wir keinen Draht zueinander. Aber durch die gegenseitige Handmassage hatten wir beide eine andere Wahrnehmung voneinander. Das hat unsere gegenseitige Beziehung beeinflusst, sodass wir nach der Veranstaltung noch eine Dreiviertelstunde fachsimpelten und Anwendungsmöglichkeiten der Ätherischen Öle diskutierten.
7. Die angesetzte Zeit von zwei Stunden war für den Vortrag und die zwei Massagen nicht ausreichend.
   Ich werde zukünftig wählen lassen, welche Massage wir durchführen. Wenn alle einverstanden sind, zeige ich die zweite Massage dann auf freiwilliger Basis ohne Arbeitszeitanrechnung.
   Das wollten am ersten Abend alle Anwesenden, sodass wir noch fast eine Stunde Freizeit investiert haben. Das ist meiner Meinung nach ein Maßstab für die Begeisterung, ausgelöst durch die Aromamassagen.
8. Die Anregung einer Teilnehmerin, die unterschiedlichen Anwendungsarten für Ätherische Öle zu listen und Rezepte für die Anwendungen zu sammeln, stieß auf große Resonanz. Es wird zu diesem Zweck ein Ordner angelegt, diese ge-

sammelten Unterlagen gehen dann Ende Oktober in die Qualitätszirkelarbeit ein und könnten die Standardentwicklung vorbereiten. Diese Information muss an die Qualitätsbeauftragte weitergeleitet werden.

9. Die Absicht, nach Ende aller Veranstaltungen eine Mitarbeiterentscheidung zur Einführung der Aromapflege herbeizuführen, nimmt langsam Gestalt an. Damit wäre die große zu erwartende Akzeptanz beweisbar und das Bedürfnis der Pflegefachkräfte sichtbar, einen weiteren Aspekt der Ganzheitlichkeit in die Pflege zu integrieren. Dazu werde ich ein weiteres Gespräch mit dem Geschäftsführer und der Pflegedienstleitung führen.

Ausblick/Perspektive

Aufgrund meiner Erfahrungen in bisher zwei Veranstaltungen gehe ich davon aus, dass sich ein großer Anteil der Mitarbeiterinnen im ambulanten und stationären Bereich für die Einführung Ätherischer Öle in der Pflege aussprechen wird.
Dann ist die vorbereitende Arbeit der beiden Qualitätszirkel gefragt, die bisher an Standards für den Einsatz von Ätherischen Ölen zur Luftverbesserung arbeiten. Im ambulanten Bereich ist an den Einsatz von Aromalampen gedacht, im stationären Bereich ist der Einsatz von Ultraschallverneblern geplant.
Die Pflegefachkräfte werden zur Durchführung der Prophylaxen nach und nach Ätherische Öle einsetzen, in der Pflegeplanung dokumentieren und eine Studie anfertigen.
Begonnen wird mit Lavendelöl zur Dekubitusprophylaxe.

Die Aromamassagen sollen aufgrund des zu erwartenden Schulungsaufwandes in den Massagetechniken erst dann in die Pflege integriert werden, wenn alle leichter durchführbaren Einsatzmöglichkeiten der Ätherischen Öle wie z. B. Verdampfung und Einreibungen verbindlich praktiziert werden. Für eine professionelle Einführung ist realistischerweise von einer Zeit von bis zu zwei Jahren auszugehen.

Nach Abschluss der internen Veranstaltungen denke ich darüber nach, Aromapflege bei benachbarten ambulanten Pflegediensten als interne Fortbildung anzubieten und bei der Qualitätsentwicklung und -sicherung beratend zur Verfügung zu stehen.

Die Unterhaltung mit der Vorsitzenden des Hospizvereines hatte folgendes Fazit: Für die Ausbildungen der Hospizhelferinnen wollte sie wissen, ob sie auf mich als Referentin für Aromapflege zurückkommen könne.
Die örtliche Volkshochschule bietet sich auf Anfrage als Veranstaltungsort zu dem Thema ab 2002 an.

Persönliches Fazit:
Über die Beschäftigung mit Ätherischen Ölen habe ich den eingangs beschriebenen persönlichen Voraussetzungen neue Erfahrungen hinzugefügt, die meinen Pool an Fähigkeiten für mich und für die professionelle Pflege weiter füllen. Gleichzeitig habe ich eine Abrundung, wie auch neue Perspektiven hinsichtlich meines persönlichen Lebensziels erfahren.
Außerdem ermöglichen Aromamassagen mir weiterhin den Kontakt zu Menschen und die Rückmeldung von Menschen, die eine Pflegefachkraft hinsichtlich ihrer Arbeit erhält. Ich hatte durch Weiterqualifizierung und Karriere diese Rückmeldung nahezu verloren, und mir ist erst durch die Berührung in den Massagen wieder deutlich geworden, welch ein Grundbedürfnis ich mir selbst auch erfüllen kann.

Denn: Ich genieße die Aromamassagen, die ich an anderen Menschen durchführe, auch selbst. In den Massagen bin ich Gebende und Bekommende und das ist sehr befriedigend. Mir ist klar geworden, dass ich mich noch intensiver mit dem Thema »Ätherische Öle« beschäftigen möchte.

Literatur

Lacroix, N.; Seager, S.: Massage mit Ätherischen Ölen. Urania Verlag, Neuhausen 1997.

Thomas, S.: Fit und Gesund mit Massage. Gondrom Verlag 2001.

Unterlagen der Zusatzqualifikation »Berater/in für ganzheitliche Gesundheitspflege und Naturheilkunde« zum Thema Ätherische Öle und Aromapflege von H. Géczi.

5. Die fünf Schritte des gsh-Kontinuums der zweiten Ebene

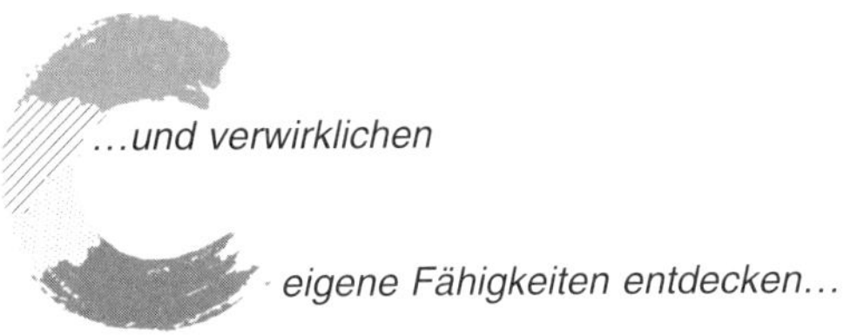

5.1 Eigene Fähigkeiten entdecken und verwirklichen (Gedanken- und Zielebene)

Der Verantwortungsbogen im gsh-Kontinuum spannt sich von »Eigene Fähigkeiten entdecken und verwirklichen« über »Beziehungen wahr-nehmen« bis zum »Tun und Lassen«.

Im Brockhaus liest man unter dem Stichwort »Fähigkeiten«: »*Fähigkeiten sind erlernbar und schließen angeborene Begabungen mit ein. Der erlernbare Teil beinhaltet einen Lernprozeß*«. Der Mensch ist also lernfähig. Diese Sichtweise wird im aktuellen Zeitgeist auch sehr betont, wie einige Schlagworte belegen »Lernende Organisation«, »Lernende Gesellschaft«, »lebenslanges Lernen«, »wir brauchen eine neue Lernkultur«.

Nach *Goethe* verliert »*der Mensch die Fähigkeit, wenn man sie ihm nicht mehr zutraut*«. Laborwerte und Befunde – von Apparaten erstellt – sagen dem Menschen, ob er krank oder gesund ist. Begonnen hat das mit der Erfindung des Fieberthermometers. Mit dem Fieberthermometer in der Hand ist der krankenkassenversicherte Patient nicht mehr darauf angewiesen, ob ihm der Arzt glaubt, dass er krank ist, sondern er kann sagen: »*Ich habe ganz objektiv mit einem staatlich geeichten Thermometer gemessen und habe 38,5°C. Ich muss krank sein.*« Die Fähigkeit, selbstverantwortlich zu sein, in den eigenen Körper hineinzuhorchen, ist diesem Menschen verloren gegangen.

Die neue (alte) Herangehensweise ist, sich selbst verantwortlich zu fühlen, eine Wahrnehmung für sich zu entwickeln, in sich hineinzuhorchen, um herauszufinden »*was für meinen Körper gesund ist und mir gut tut*«. Selbstverständlich kann man sich dabei kompetent beraten lassen. Auf die Gesundheit bezogen heißt das: Wir brauchen wieder die Fähigkeit, auf unsere innere Stimme und die Signale des Körpers zu hören. Dabei kann die Anwendung des gsh-Kontinuums mit den »12 Fähigkeiten zur gesunden Lebensführung« äußerst hilfreich sein.

Jede Art von Fähigkeit kann bewusste und unbewusste Zustände durchlaufen:

a) Zu den unbewussten Fähigkeiten zählen:
ungelebte, unentdeckte, unbekannte, verschüttete, vergessene, verdrängte und ungenutzte Fähigkeiten

b) Zu den bewusst gelebten Fähigkeiten zählen:
etwas, was man können möchte; neue Fähigkeiten, lebensnotwendige, kulturabhängige. Es gibt auch so genannte Luxusfähigkeiten (evtl. Golfspielen).

c) Bewusst ungelebte Fähigkeiten sind meistens absichtlich blockiert oder werden aufgrund einer klaren Entscheidung nicht gelebt, weil man sich die Prioritäten anders setzt. Beispiel: Jemand, der gern und gut kocht und sich Freunde zum Essen einlädt, stellt das aufgrund der beruflichen Tätigkeit zurück. Er sagt sich, diese Fähigkeit kann ich in ein paar Jahren wieder aufnehmen.

Fähigkeiten zu entwickeln ist ein ganzheitlicher Vorgang, der in Gedanken beginnt. Eine Fähigkeit ist etwas, das man sich zunächst vorstellt zu können. Wenn man es dann noch in Handlung umsetzen möchte, ist das Ziel klar und der Weg zur Handlung liegt vor einem. Dieses innere Bild, das Zielbild, wurzelt im Menschen selber und wird als Antrieb zur Verwirklichung oder oft auch als Bestimmung erlebt.
Die Vorstellung, die man sich macht, kann von außen angeregt sein durch ein Bild vor den Augen, ein Vor-Bild, in Verbindung mit Gedanken wie: »*Das kann ich auch*« oder: »*Das möchte ich können*«.

Lesen Sie bitte den folgenden Satz mit dem Ziel, ihn danach wiederholen zu können:

»Zweibein sitzt auf Dreibein und isst Einbein. Da kommt Vierbein und nimmt dem Zweibein das Einbein. Nun nimmt Zweibein das Dreibein und schlägt Vierbein.«

Wenn Sie den Satz jetzt gleich wiederholen können, haben Sie sich beim Lesen auch Bilder vorgestellt (also rechte und linke Gehirnhälfte gleichzeitig benutzt), die ihnen bei der Rekonstruktion geholfen haben. Andernfalls lesen Sie den Satz einfach noch einmal und machen sich jetzt innerlich Bilder dazu. Sicher können Sie nun den Satz wiederholen. [Quelle: Seminar bei Vera F. Birkenbihl].

Was ist beim ersten Mal mit dem Zuhören passiert? Vermutlich haben Sie sich auf die Zahlen konzentriert und wollten sie sich merken. Damit war nur die linke Gehirnhälfte beschäftigt und Sie kamen schnell an eine Grenze. Als der Kurzzeitspeicher, auch Arbeitsgedächtnis genannt, voll war, waren Sie nicht mehr aufnahmefähig. »*Das Arbeitsgedächtnis bildet den berühmten »Flaschenhals« unseres*

Kurzzeitgedächtnisses« (*Roth* 2001). Als Sie sich dann die Bilder dazu vorstellten, wurden die Zahlen zu »*Bedeutungseinheiten, was dazu führt, dass die Kapazität des Arbeitsgedächtnisses erheblich erweitert werden kann.«*

Im Volksmund werden diese Bedeutungseinheiten mit »Eselsbrücke« bezeichnet. Sachverhalte zu Bedeutungseinheiten zusammenzufassen verbessert gleichzeitig auch die Zuhörfähigkeit. Gerade diese Kompetenz ist in Beratungsgesprächen wichtig.

Beim »Nur-Zahlenmerken« wie mit Zweibein vielleicht erlebt, gerät man leicht in einen Stresszustand. Im Stress verfügen wir nur über Gedanken, aber nicht über Vorstellungsbilder. Es tritt also nur die linke Gehirnhälfte in Aktion. Stress entsteht so gesehen nicht durch falsches Bewusstsein, sondern durch halbes Bewusstsein. Man könnte auch sagen: Im Stress sind wir zu sehr außenorientiert oder uns fehlt gänzlich die Orientierung. In jedem Fall haben wir zu wenig Kontakt zu uns selbst und sind auf wenige Fähigkeiten reduziert.
Um aber Situationen eigenständig und eigenverantwortlich planen oder beurteilen zu können, braucht man Zugang zu seinen inneren Bildern, die mit den Fähigkeiten verknüpft sind.

5.1.1 Persönliche Fähigkeiten für Beratungsgespräche

Hierbei geht es um eine ehrliche Selbsteinschätzung. Man muss nicht alles können, aber sich bewusst sein, welche Stärken man hat und den Willen und die Bereitschaft zu lernen.
Zu den Fähigkeiten für Beratungsgespräche gehören:

- Sich selbst akzeptieren können.
- Sich selbst zurückstellen können und dabei wohlfühlen (ohne zu denken, dass man zu kurz kommt).
- Die Beobachterposition, Abstand einnehmen können.
- Den Impuls erkennen, wenn man von sich erzählen möchte, (*»Ach, das kenne ich auch«*) und bewusst entscheiden, ob das jetzt passt oder nicht.
- Individuelle Wahrnehmung statt Schubladendenken.
- Sich auf die Welt des anderen einstellen können und diese akzeptieren, so wie sie erzählt wird.
- Zuhören und verschiedene Aspekte heraushören können.
- Sich bewusst sein, diese Aspekte sind zunächst Vermutungen.
- Entscheiden, welche Vermutungen abgeklärt werden müssen.
- Sich für die Welt des Ratsuchenden interessieren.
- Den Gesprächsverlauf strukturieren können und wahrnehmen, wo steht der andere im Problemlösungsprozess.

- Dem Ratsuchenden helfen, sein Ziel zu finden und dann genau zu beschreiben.
- Erst danach Ratschläge anbieten und individuelle Maßnahmen planen.
- Im Hier und Jetzt sein können.

Viele von den Fähigkeiten, die man für eine gute Beratung braucht, hat eine gute Pflegefachkraft schon; sie sind nur oft nicht bewusst. Die Entwicklung von Fähigkeiten verläuft in vier Stadien (in Anlehnung an das Modell der Kompetenzentwicklung nach *O'Connor* und *Seymour*):

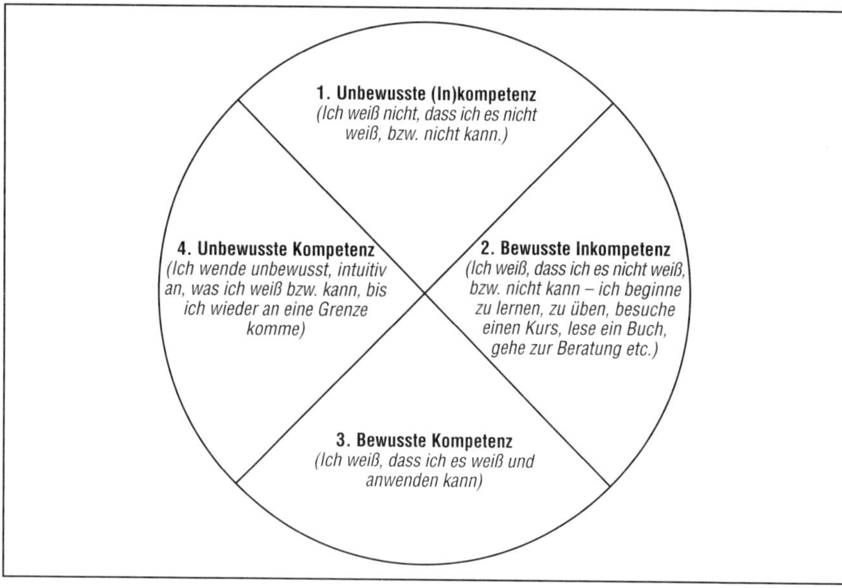

Abb. 2: Die vier Stadien der Entwicklung von Fähigkeiten.

Manche lernen durch Nachdenken, das ist das Edelste; manche lernen durch Nachahmen, das ist das Einfachste; manche lernen durch Erfahrung, das ist das Schmerzlichste. (Konfuzius)

Konfuzius charakterisiert hier drei verschiedene Lernstile und jeder davon hat seine Berechtigung. Man muss nur entscheiden können, in welchem Fall welche Vorgehensweise besser ist. Wer lernen, also neue Fähigkeiten erwerben will, muss nachdenken, reflektieren und entscheiden.

»Eigene Fähigkeiten entdecken und verwirklichen« heißt im Zusammenhang des gsh-Kontinuums, sein Leben selbstbestimmt gestalten.

Beziehungen wahr-nehmen

5.2 Beziehungen wahr-nehmen (Gefühlsebene)

»Es gibt zwei Arten, eine Pflanze kennen zu lernen. Die erste Möglichkeit besteht darin, die Pflanze von ihrem Standort zu entfernen, Blüten und Blätter abzuschneiden, sie in Stücke zu zerlegen und im Labor verschiedene Experimente mit ihr durchzuführen. Das ist der Weg der wissenschaftlichen Analyse und damit Ausdruck einer weit verbreiteten Haltung gegenüber der Natur. Wir glauben, sie mit Hilfe unseres Intellekts erkennen und beherrschen zu können.

Die zweite Möglichkeit besteht darin, sich der Pflanze behutsam zu nähern, ihren Duft wahrzunehmen, sich vor sie zu setzen und lange und aufmerksam zu beobachten, wie der Wind sie bewegt, wie die Tiere sich zu ihr verhalten, wie sie sich der Sonne entgegenstreckt oder von ihr abwendet. Der Beobachter tritt in einen Dialog mit der Pflanze, fühlt sich geduldig ein und kann so ihre Geheimnisse erschließen. Das ist der achtungsvolle Weg mit Wertschätzung, der eine gewisse Art Bescheidenheit voraussetzt.« (Quelle unbekannt)

Die hier beschriebene vorurteilslose Wahrnehmung steht bei einem Berater mit ganzheitlichem Menschenbild an erster Stelle. Der Berater tritt dann in einen Dialog mit dem Ratsuchenden, fühlt sich ein und hilft ihm, sich selbst seine Geheimnisse zu erschließen. Das ist der achtungsvolle Weg, der eine gewisse Art Bescheidenheit beim Berater voraussetzt.

In dieser verständnisvollen Beziehungsqualität kann Vertrauen entstehen, das dem Ratsuchenden Kraft gibt, neue Schritte zu wagen, um so aus alten Mustern herauszukommen. Wenn er sich aufgehoben fühlen kann, kann Entspannung eintreten und nur in einer gelösten Verfassung können neue Ideen und Verhaltensweisen entstehen. Durch achtsames Zuhören verlagert sich die Wahrnehmung von den körperlichen Symptomen zum inneren Gefühl. Durch die Entlastung von belastenden Gefühlen wird eine Neuerfahrung möglich.

Das wichtigste Heilungsprinzip ist, die Selbstheilungskräfte zu unterstützen und gewähren zu lassen. Dazu kann man auf körperlicher und mentaler Ebene förderliche Bedingungen gestalten. Mit vielfältigen Maßnahmen im Bereich der »12 Fähigkeiten zur gesunden Lebensführung«, ganz besonders aber auch speziell auf das Immunsystem bezogen, kann man den Körper zur Heilung anregen. Zu günstigen mentalen Bedingungen zählen unter anderem gute wohltuende Gespräche. Dazu ist es nötig, sich in Beziehung geben zu wollen.

Als eine Patientin beim pflegerischen Aufnahmegespräch anhand des standardisierten Bogens befragt wurde, sagte sie nach ein paar Fragen: »*Wissen Sie was, lassen Sie mir den Bogen da, ich fülle Ihnen das gern aus. Wenn wir uns kennen lernen wollen, müssen wir uns unterhalten.*«

Heilung wird gefördert auf der Basis zuverlässiger Beziehungen. Eine Pflegetätigkeit ist die Begegnung mit allen Facetten des Menschseins. Unter ganzheitlichen Gesichtspunkten ist damit einerseits eine große Verantwortung verbunden, andererseits aber auch eine ebenso schöne Aufgabe. Denn mit dem Angebot einer förderlichen Beziehung kann man immer etwas für den Menschen tun und steht nicht mit leeren Händen da, auch wenn Tabletten oder Operationen nichts mehr bringen würden.

Wir leben ständig in Beziehungen zu Menschen, zu Dingen, zu Wahrnehmungen, Erfahrungen und zu uns selbst. Nicht immer haben die Beziehungen förderlichen Charakter. Nach *Eric Berne*, dem Begründer der Transaktionsanalyse, gibt es vier persönliche Grundhaltungen, die sich auf die Qualität der Beziehung auswirken:
1. »Ich bin o.k. – du bist nicht o.k.«
2. »Ich bin nicht o.k – du bist o.k.
3. »Ich bin nicht o.k. – du bist nicht o.k.«
4. »Ich bin o.k. – du bist o.k« (*Harris* 1984).

Die ersten drei Einstellungen haben eine destruktive Wirkung. Um gesunde förderliche Beziehungen zu gestalten, ist die »Ich bin o.k. – du bist o.k.«-Haltung erforderlich. Das heißt, den Anderen in seinem Anderssein zu respektieren und sich darüber hinaus für die Art des Andersseins zu interessieren. In der ganzheitlichen Beratung bedeutet das anzuerkennen, dass der Ratsuchende der Experte für sich selbst, für sein Leben ist. Er hat ja auch bis zu diesem Zeitpunkt schon vielfältige Lebenssituationen mit unterschiedlichen Schweregraden in irgendeiner Form bewältigt. Diese Selbstkompetenz wird ergänzt durch die Kompetenzen des Beraters. Er ist der Experte für die methodische Gestaltung des Problemlösungsprozesses und das eigene fachliche Spezialgebiet, z. B. das Krankenpflegefachwissen, Ernährungsberatung, Aromatherapie usw.

Für den Berater heißt das, erst durch die Distanz zu sich selbst ist Nähe zum Anderen möglich. Zur professionellen Beratung gehört, dass es selbstverständlich ist, dieses Näheangebot zu machen. In dieser Haltung werden Körpersprache und Wortsprache kongruent und glaubwürdig. Es kommt wie von selbst zur Zu-wendung (wörtlich) und Kommunikationsmethoden wie z. B. das Aktive Zuhören (*Rogers*) helfen dann dem Ratsuchenden weiter und bringen Erkenntnisgewinn für die Problemlösung.

Verständnis – auch sich selbst gegenüber – kann wachsen, wenn man zuhört in dem Sinne von »Ich empfange etwas«. Wie von selbst öffnet man sich für den anderen Menschen und andere Meinungen. Erst durch Beziehung zu anderen kann man die eigene Identität herausbilden. Voraussetzung dafür ist, weniger schnell zu urteilen und weniger starr an Meinungen festzuhalten. Daher sollte der Berater sich regelmäßig selbst befragen, z. B.

bezogen auf Überzeugungen
- *Welche Meinungen könnte es zu diesem Thema noch geben?*
- *Was wäre, wenn genau das Gegenteil stimmt?*
- *Ist es überhaupt wichtig, darüber zu urteilen?*
- *Reicht es vielleicht aus, einfach zu akzeptieren?*

bezogen auf ablehnende Urteile über Verhaltensweisen an anderen Menschen
- *Könnte diese ablehnende Haltung etwas mit mir selbst zu tun haben?*
- *Habe ich sie möglicherweise durch ein Verhalten meinerseits hervorgerufen?*
- *Ist genau dieses Verhalten etwas, was ich mir selbst nicht gestatte?*
- *Was hindert mich, gelassen damit umzugehen?*

Bei solchen und ähnlichen Gedankengängen kann man viel über sich selbst erfahren. Man lernt immer besser, andere Menschen so zu nehmen, wie sie sind und man übernimmt Verantwortung für sich selbst, was sicher zu mehr Zufriedenheit beitragen kann.

Gerade in der Psychiatrie, in der kaum technische Mittel zum Einsatz kommen, wirkt sich die individuelle Entwicklung jedes Mitarbeiters unmittelbar auf die Behandlung des Patienten aus.

Bei der Selbstentwicklung stößt man zwangsläufig auch an Grenzen. Wie man gesund damit umgehen kann, lässt sich vom Immunsystem lernen. »*So wie das Immunsystem sich nicht autistisch im Körper eines Wirts bewegt, sondern seine hohe Spezifität durch immer neue antigene Herausforderungen erlangt und dabei sich seine Wesenheit ausbildet, so stellt sich auch die Persönlichkeitsentwicklung dar. Das Sich – Abgrenzen von der Umwelt, das nicht mitläuferische Eins – Werden mit vielen Umwelteinflüssen fördert die Persönlichkeitsentwicklung. Es grenzt im positiven Sinn Individualität ab, ist aber immer bereit auf Neues, auf Herausforderungen einzugehen und zu reagieren.*« (in: *Zänker* 1996)

Zu den Beziehungsfähigkeiten für den Berater gehören

- Beziehungen wahr-nehmen (im Sinne von erkennen) können.
- Vom Andern her denken können.
- Beziehungen wahrnehmen, beginnen, wieder aufnehmen können.
- Beziehungen aufrechterhalten können.
- Beziehungsstörungen zwischen Berater und Ratsuchendem ansprechen können.
- Beziehungen konstruktiv und für den anderen nachvollziehbar beenden können.
- Beziehungsangebote annehmen oder absagen können.
- Die eigene Rolle in den verschiedenen Beziehungen klar definieren können.
- Die eigene Individualität in Beziehungen bewahren können.
- Vereinbarte Verbindlichkeiten achten und einhalten können.

Beim Denken in Beziehungen muss man sich auch klar machen, wie groß oder wie klein die Einflussmöglichkeiten auf den Anderen sind. Man muss lernen, konstruktiv mit Ablehnung umgehen zu können. Beeindruckend schildert das *Paul Auster* in einem Abschnitt seines Romans »*Die Erfindung der Einsamkeit*«: »*Unmöglich, in die Einsamkeit eines anderen einzudringen, das wird mir jetzt klar. Falls wir einen Menschen, wenn auch nur in Maßen, überhaupt jemals richtig kennen lernen können, dann allenfalls insoweit, wie er bereit ist, sich zu öffnen. Was aber, wenn einer nichts sagt? Wo alles verhärtet ist, wo alles hermetisch und ausweichend ist, kann man nur noch beobachten. Und ob man daraus schlau wird, ist eine andere Sache.*«

Verantwortung für die Lebensgestaltung ist auch Beziehungsgestaltung. Diese beginnt mit der Beziehung zu sich selbst, zu anderen Menschen und zur Mitwelt (Natur, Kosmos) zur geistigen und zur materiellen Dimension. Aus diesem ergibt sich dann die Entscheidungsverantwortung bezogen auf das, was man tut, und auf das, was man lässt und wie man es tut und wie man es lässt.

tun und lassen

5.3 Tun und lassen (Handlungsebene)

»Das Gute – dieser Satz steht fest – ist stets das Böse, was man lässt«.
Wilhelm Busch

»Tun und lassen« steht für die beiden Pole aktiv und passiv, vita activa und vita contemplativa. Kann man »tun und lassen« getrennt betrachten? Ist nicht jedes Lassen auch ein Tun und jedes Tun auch ein Lassen?

Wenn man Handeln auch im Lassen sehen kann und im Lassen das Handeln, ist man über das Alltagsdenken hinausgegangen auf die transzendentale Ebene und der Ganzheit näher gekommen. Jedes Tun endet im Lassen und umgekehrt. Dieser zunächst geistige Rhythmus lässt sich in den Körperfunktionen nachvollziehen, ein- und ausatmen, trinken und ausscheiden, Muskelkontraktion und Erschlaffung (Peristaltik), die in gelassenem Zustand physiologisch gut funktionieren. Der Rhythmus ist die Grundlage alles Lebendigen und so symbolisiert die Atmung als ein rhythmisches Geschehen den Lebensrhythmus.

Im Atemrhythmus verwirklicht sich das Polaritätsgesetz. Ein Atemzug umfasst Einatmen (Yin) – Pause – Ausatmen (Yang). Das Einatmen bereitet das Ausatmen vor und umgekehrt. Ein Pol erzwingt seinen Gegenpol und jeder Pol lebt von der Existenz des Gegenpols. Der eine Pol kompensiert den anderen Pol und beide bilden eine Ganzheit. Dass der Körper eine eigene Intelligenz hat, merken wir daran, wenn wir bewusst die Luft anhalten – dann müssen wir irgendwann ausatmen, ob wir wollen oder nicht. Vernichtet man einen Pol, verschwindet auch der andere.

In unserem Dasein geht es um Aufnahme und Abgabe, um einen permanenten Stoffwechsel. So ist auch im geistigen Haushalt ein gesunder Rhythmus von aufnehmen und weitergeben, erinnern und vergessen, lebensförderlich. *Victor Frankl*, der Begründer der Logotherapie, nennt dieses Phänomen den »psychophysischen Parallelismus«.

Es geht auch um den Wechsel zwischen innen und außen. Bisher befanden wir uns im gsh-Kontinuum in der eigenen Innenwelt, im Bereich der Gedanken und Ideen. Bei dem Schritt »tun und lassen« werden die Gedanken sichtbar, hörbar, fühlbar.

Dies ist die Realisierung nach außen, die Strategie und die konkrete Handlung. Dazu gehören auch Instrumente, Sachmittel, Ressourcen. Es ist wie ein Test, ob die vorgestellte Welt sich auch im Außen bewährt. Wenn ein Unterschied zwischen innen und außen besteht, wie z. B. bei einer Person, die freundliche Worte spricht, aber innerlich eine ablehnende Haltung hat, könnte die Person Gedanken haben wie: *»Dem spiele ich jetzt etwas vor«,* oder: *»Meine Abneigung muss ich verbergen.«*

Für den Empfänger dieser Botschaft kann es schwierig werden. Er spürt wahrscheinlich einen Unterschied zwischen Wort- und Körpersprache und muss sich jetzt entscheiden, worauf er reagieren will, auf die netten Worte oder auf das wahrgenommene Gefühl der Ablehnung. Er hat den gleichen Entscheidungsprozess von »tun und lassen« zu vollziehen.

Jedes Tun ist von inneren Motiven bestimmt. Die Idee einen Baum zu pflanzen, unterscheidet sich von der Tat, einen Baum zu pflanzen. Aber die Idee geht immer der Tat voraus, die Entscheidung fällt innerlich schon vorher. Die Tatsache, dass jemand etwas tut, beweist aber noch nicht, dass er weiß, was er tut. Das ist eine Frage der Achtsamkeit, die z. B. mit dem gsh-Kontinuum im Vor- und Nachhinein erforscht und geklärt werden kann.

Bei jeder Entscheidung für ein Tun unterbleiben gleichzeitig viele andere Möglichkeiten. Die Tragweite eines Satzes wie: *»Ich hätte es tun können«* oder: *»Ich hätte auch etwas anderes tun können«* werden wir nie ganz ermessen. Denn immer gibt es Dinge, die hätten geschehen können. Um etwas unterlassen zu können, muss es die Möglichkeit geben, genau das, was man unterlässt, auch auszuführen. Sonst hat man keine echte Wahlmöglichkeit. Tun und Lassen verlangt dem Menschen immer eine Entscheidung ab. Es geht darum, die eigenen inneren Wertmaßstäbe in Einklang zu bringen mit der Situation, die von außen auf einen zukommt. Hier gibt es Gesetze und vertragliche Verpflichtungen in unserer Gesellschaft, die ein verlässliches Zusammenleben regeln sollen. Ein Verbot, dass man selbst innerlich ablehnt, unterdrückt nur die äußere Handlung und wird oft nur befolgt, solange man sich beobachtet fühlt, ein Druck besteht oder Sanktionen befürchtet werden.

Manche Menschen scheinen überwiegend durch Verbote gesteuert zu werden. Denn bei einer kleinen Umfrage: *»Woran denken Sie spontan bei den Worten »tun und lassen?«* antworteten acht von zehn Personen mit *»Verbote, Aufforderung, Schule, Zeigefinger.«*

Der Zusammenhang der Schritte auf der individuellen Ebene des gsh-Kontinuums wird beim Tun und Lassen besonders deutlich. Je nach Verantwortungstyp ist die

Wahrnehmung der Situation verschieden. Ausschlaggebend für das Handeln sind dann die Fähigkeiten, die man hat oder verwirklichen möchte. Sind noch mehr Personen beteiligt, kommt es auf die einzelnen Beziehungen und die Rollendefinition an, ob und wie man handelt oder ob man es lässt.

Die moralische Bewertung fällt oft strenger aus, wenn jemand einen anderen vorsätzlich belügt, als wenn jemand einem anderen wichtige Informationen verschweigt. Diese Problematik ist hinreichend bekannt bei der Diagnosemitteilung des Arztes an den Patienten. »Tun und lassen« hat eine ethische und juristische Dimension. Auch bei Wohltaten liegt der Schwerpunkt auf dem Tun. Jemandem aktiv etwas Gutes zu tun wird meist als verdienstvoller angesehen als Böses zu unterlassen.

In unserer Kultur liegt eindeutig das Hauptaugenmerk auf dem Tun. Aktivität wird positiver bewertet als Passivität. Deswegen kommen sich manche auch komisch vor, wenn sie bei einer Entspannungsübung gesehen werden, beim Joggen hingegen nicht. Und doch wünschen sich viele mehr Gelassenheit. In der Sprache haben wir für den Vorgang »Lassen« wesentlich mehr Schattierungen als für Tun: Einlassen, auslassen, zerlassen, ablassen, verlassen, unterlassen, hinterlassen, loslassen, erlassen, überlassen, vorlassen, auflassen, nachlassen, herauslassen, hineinlassen, entlassen, weglassen, zulassen.

Will man die Haltung des »Lassens« etwas mehr in sein Leben integrieren, geht das nur mit einer Änderung der Denk- und Handlungsgewohnheiten.. Beim »Lassen, Loslassen oder Gelassensein wird die Grenze unserer Willenskraft deutlich. Den Befehl »*Sei gelassen!*« kann man nicht ausführen. Man kann mit dem Willen Muskel anspannen, aber loslassen, entspannen muss man geschehen lassen.

Das ist auch der Grund, warum manche Patienten gerade nicht entspannen können, wenn man es zu ihnen sagt, z. B. beim Einführen eines Darmrohres. Erst wenn man ihnen Zeit lässt, tief durchzuatmen, leicht die Hand auf die Schulter legt und beruhigende Worte spricht, (also entsprechende Rahmenbedingungen schafft), kann Entspannung eintreten. Sehr hilfreich ist es, eine Atmosphäre zu schaffen, in der Loslassen leicht fällt. Dazu gehören als Mindestanforderungen Zeit und eine vertrauensvolle Beziehung. Beide Qualitätskriterien sind in den Kalkulationen für die Fallpauschalen nicht zu finden.

Zur Gesundheit oder zum Gesundwerden gehört es auch, in die körperlichen Rhythmen möglichst wenig einzugreifen. Dafür braucht der Mensch ein Vertrauen in die autonome Dynamik der Natur. Die Aufgabe der Pflege formulierte *Florence Nightingale* so: »*Pflegen heißt, Bedingungen schaffen, damit die Natur wirken kann.*«

Wie viel Sympathie man auch immer der Seite des Lassens und der Gelassenheit als Antidot zum Aktivismus der Gegenwartskultur entgegen zu bringen vermag, es geht immer auch um den kairós, den rechten Augenblick. Das Gute sowohl im Tun wie auch im Lassen ist das in den Dingen liegende richtige Maß. Das für die Gesundheit des Einzelnen richtige Maß ist nicht von außen bestimmbar.

Es geht um die Kunst der richtigen Unterscheidung der gegensätzlichen Pole. Es geht darum, jeweils den einen Pol im richtigen Augenblick zu leben, da sie komplementär aufeinander bezogen sind. Man sagt, dass westliche Kulturen vor allem durch die Leitidee der Kontrolle geprägt sind. In dieser kulturellen Prägung werden die Menschen in eine Lebensform des Tuns sozialisiert, die dem Aufbau und dem Erhalt von Kontrolle gewidmet ist. Gesundheit heißt in diesem Kontext, die Kompetenz zur Kontrolle für die Gestaltung der eigenen Biografie zu erwerben. Ob man aber durch Teilnahme an den modernen Trends wie Wellness oder Motivationstrainings zur Selbstkontrolle oder Selbstkompetenz kommt oder nur Modetrends hinterrennt, kann man wieder nur selbst entscheiden, bzw. muss man selbst verantworten können.

Unter ethischen Gesichtspunkten darf man sich nicht von so genannten Persönlichkeiten missbrauchen lassen und die Verantwortung an die Autorität abgeben. Die Autorität wiederum darf ihre Autorität nicht missbrauchen. Man darf sich nicht unterordnen aus falsch verstandenem Respekt, Angst oder Opportunismus. Dies sind Zeichen von Schwäche, denen man mit selbstbestimmter Persönlichkeitsentwicklung entgegen wirken kann.

Hilfreich sind dabei Fragen wie: »*Was kann ich?*« »*Was darf ich?*« »*Was will ich?*« »*Welche Konsequenz bin ich bereit zu tragen?*« Hat man einen Fehler gemacht, hat man die Pflicht zu überlegen, was man tun oder lassen muss, damit er sich nicht wiederholt.
Lassen, Gelassenheit usw. darf nicht mit Gleichgültigkeit verwechselt werden. Das geht klar aus dem persönlichen Grundgesetz von Hildegard Hamm-Brücher, FDP-Politikerin i.R., hervor: »*Zerreißt den Mantel der Gleichgültigkeit, statuiert Exempel, seid verantwortlich für eurer Tun und Lassen, unterlasst Wegsehen und Schulterzucken.*« (Die Zeit 20/2001)

Wie wichtig nach einer bewussten Entscheidung eine offene Haltung ist, beschreibt *Paulo Coelho* wunderbar poetisch: »*Ich erinnere mich an meinen magischen Augenblick, diesen Moment, in dem ein Ja oder ein Nein unser ganzes Leben verändern können... Man muß Risiken eingehen, sagte er. Wir können das Wunder des Lebens nur richtig verstehen, wenn wir zulassen, dass das Unerwartete geschieht.*

Jeden Tag lässt Gott die Sonne aufgehen und schenkt uns jeden Tag einen Augenblick, in dem es möglich ist, alles das zu ändern, was uns unglücklich macht. Tag für Tag übergehen wir diesen Augenblick geflissentlich, als wäre das Heute wie gestern und das Morgen auch nicht anders. Aber derjenige, der seinen Tag bewusst lebt, nimmt den magischen Augenblick wahr. Er kann in dem Moment verborgen sein, in dem wir morgens den Schlüssel ins Schlüsselloch stecken, im Augenblick des Schweigens nach dem Abendessen, in den Tausenden von Dingen, die uns alle gleich anmuten. Diesen Augenblick gibt es – den Augenblick, in dem alle Kraft der Sterne uns durchdringt und uns Wunder vollbringen lässt.«

5.4 Projektbericht: Ganzheitliche Gesundheitspflege und nun? Lernen im Vorbeigehen – eine Idee

Claudia Sommer

Die von Claudia Sommer gewählte Vorgehensweise zeigt wie man sich durch »Lassen« der ganzheitlichen Gesundheitspflege nähern kann; wie eine zuerst vermeintliche Nebensache zu einer selbstverständlichen Hauptsache in ihrem Team wird und das ohne zusätzlichen Zeitaufwand, eben durch Selbstentwicklung.

Da war er nun dieser Begriff, ganzheitliche Gesundheitspflege, toll! Doch was fange ich damit an? Was bedeutet mir Ganzheitlichkeit, kann ich Ganzheitlichkeit mit der häuslichen Pflege verbinden. Wie? Diese Fragen musste ich mir am Anfang meines Projektes stellen und nach vielen Stunden Grübelei ist schließlich folgendendes dabei herausgekommen:

Wenn ich ganzheitlich pflegen will, muss ich bei mir selbst anfangen, nur dass, was ich selber lebe und reflektiere kann ich auch weitergeben. Also galt es für mich, meinen Problemen und denen in der ambulanten Pflege auf den Grund zu gehen.

Ich bin examinierte Krankenschwester mit Weiterbildung zur Pflegedienstleitung und der Zusatzqualifikation »Beraterin für ganzheitliche Gesundheitspflege und Naturheilkunde«, seit zehn Jahren in der ambulanten Pflege tätig, zur Zeit als Pflegedienstleitung bei einem privaten ambulanten Pflegedienst.

Eigentlich sind die Gesundheitsprobleme der Pflegenden allseits bekannt. Gerade in der häuslichen Pflege summieren sie sich jedoch. Einige möchte ich aufzählen:

1. Da wären der Stress und die Faktoren, die ihn auslösen können:
   - Autofahren: Das Pflegepersonal muss in kurzer Zeit verschieden lange Wege bewältigen und hat nur eine gewisse Fahrzeit dafür zur Verfügung. Der heutige Verkehr steigt stetig an, ist teilweise sehr aggressiv. Man hat ständig das Gefühl, man stehe nur an Ampeln, Baustellen oder krieche durch Zonen mit 30 km/h. Da kommt schon oft der Wunsch auf ins Lenkrad zu beißen.
   - Häusliche Pflege ist sehr individuell, das Pflegepersonal muss sich immer wieder auf andere Wohn- und familiäre Verhältnisse einstellen. Es wird zunehmend schwieriger auf die Wünsche des einzelnen Patienten einzugehen, weil die Erwartungshaltung der Patienten und ihrer Angehörigen steigt. Die Pflegefachkraft muss ein Allround-Talent sein, vom Haare aufdrehen bis zu kleinen Reparaturen ist alles gefragt.
   - Die reinen Grundpflegezeiten sind durch den Einstufungskatalog des Medizinischen Dienstes recht kurz. Schnelles Arbeiten ist angesagt. Im Gegenzug steigt der Zeitaufwand für Dokumentation.
   - Dass Überstunden Stress auslösen ist jedem bekannt. Überstunden lassen sich nicht verhindern. Sie fallen an, wenn Mitarbeiter krank werden oder plötzlich Mehrarbeit auftritt. Ich möchte dies an einem Beispiel verdeutlichen:
     Ich fahre zu einem Patienten um eine Blutzuckerkontrolle und eine Insulininjektion durchzuführen. Vor Ort stelle ich fest, dass der Blutzuckerwert sehr niedrig ist. Ich kann also kein Insulin spritzen. Für solche Fälle stehen genaue Anweisungen, die vorher mit dem Hausarzt besprochen wurden, in der Dokumentation. Tatsache ist, dass ich den Patienten nun mehrmals in der nächsten Zeit anfahren muss, um den Blutzucker engmaschig zu kontrollieren. So verschiebt sich meine ganze Runde. Ich muss zusätzlich die anderen Patienten informieren, dass ich später komme. Gleichzeitig erhöhen sich noch die Fahrzeiten. So kommt die eine oder andere Überstunde zu Stande.
   - Die häusliche Pflege fordert von ihren Mitarbeitern ein hohes Maß an Flexibilität, bedingt durch die verschiedensten Pflegesituationen wie: Altenpflege, Familienpflege, operative Nachsorge, onkologische Patienten, geistig- und körperlich behinderte Menschen und Pflege bei Krankheiten aus allen Fachrichtungen.
   - Meistens ist die Pflegefachkraft alleine vor Ort. Bei Problemen kann man sich zwar die Hilfe vom Bereitschaftsdienst holen, man ist aber gezwungen in der ersten Phase Probleme allein zu bewältigen. Diese Probleme können vielfältig sein. Ein paar Beispiele will ich zur Verdeutlichung aufführen.
     – Ein Patient ist verstorben.
     – Häufig sind Patienten traurig oder depressiv.
     – Patienten möchten nicht alleine bleiben.
     – Patienten reagieren aggressiv.

- Der Notarzt muss gerufen werden.
- Es sind keine Nahrungsmittel vor Ort.
- Die Heizung ist ausgefallen.
- Ein Patient öffnet die Tür nicht.

Man kann diese Beispiele endlos weiterführen.

- Dann sind da noch wir, das Pflegepersonal selbst. Häufig stellen wir nach wie vor hohe Anforderungen an uns. Oft ist noch das Gefühl da, dass man alle Bedürfnisse anderer Menschen erfüllen muss. Die eigenen Gefühle, die eigene Verletzlichkeit wagt man nicht zu zeigen. Jeder sollte sich auch im Klaren darüber sein, dass man nicht von allen gemocht werden kann. Sicherlich ist das Bild des Pflegeberufes in der Gesellschaft immer noch von Worten wie Selbstlosigkeit, Pflichtbewusstsein, immer für andere da sein geprägt. Jeder Pflegende sollte mal darüber nachdenken, wie er mit seinen Ressourcen umgeht. Wie viel er von seiner Persönlichkeit einbringen will und kann, und wann es ratsam ist sich zurück zu nehmen.

Wie wir wissen, führt Pflege, oft an Grenzen.

Hier einige Beispiele:

- Man ist vor Ort, der Patient möchte nicht gewaschen werden.
- Der Patient verweigert Medikamente.
- Der Patient kann oder will nicht mehr Essen und trinken.
- Die häusliche Situation stimmt nicht, man befindet sich plötzlich in Familienkonflikten.
- Pflege darf auch heute noch kein Geld kosten, oft mangelt es an Kleinigkeiten wie Wäsche oder Pflegemittel. Wir müssen mit dem zurecht kommen, was vor Ort ist.
- Häufig kommt es vor, dass die Pflegestufe der Patienten nicht den Gegebenheiten vor Ort entspricht. Leider werden im Pflegekatalog des MDK viele Dinge nicht berücksichtigt. Oft ist dies im Umgang mit Dementen der Fall, die nur in Pflegestufe eins eingestuft sind, da sie z. B. noch laufen können. Gerade bei diesen Patienten weiß man nie, wie der nächste Einsatz wird. Es kann gute Tage geben, an anderen Tagen herrscht das absolute Chaos (alle Schränke sind ausgeräumt, das Badezimmer steht unter Wasser, auf dem Herd stehen völlig angebrannte Töpfe).
- Leider ist es auch noch heute so, dass die Zusammenarbeit zwischen den verschiedenen Institutionen wie Hausärzten, Krankenhaus, Krankenkasse nicht immer funktioniert. Die Kommunikation hat sich in den letzten Jahren schon sehr verbessert aber auch hier steht uns noch eine Menge Arbeit bevor.
- Eine nicht überwindbare Grenze ist der Abschied. Sei es, dass Patienten versterben oder in ein Altenheim gehen. Immer wird eine Beziehung beendet und letztlich muss jeder Pflegende seinen eigenen Weg finden damit umzu-

gehen. Dies sind Situationen, die man als Pflegender oft hinnehmen muss. Daraus können sich Gefühle wie Angst, Trauer, Wut, Ohnmacht etc. entwickeln.

2. Erkältungskrankheiten, sie werden begünstigt durch:
   - Häufige Temperaturwechsel, weil man ständig vom Auto in die Wohnung, ins warme Bad und wieder zurück, je nach Witterung durch Regen, Kälte, Schnee, Hitze wieder zurück zum Auto muss.
   - die oft geliebten Zigaretten
   - gegenseitige Ansteckung
   - ungesunde Lebensweise

3. Kopfschmerzen und Verspannungen werden begünstigt durch:
   - Überforderung
   - Zugluft
   - Angespanntheit
   - zu hohe Ansprüche an sich selbst

4. Wirbelsäulenprobleme und ihre auslösenden Faktoren:
   - Man ist allein vor Ort, hebt allein
   - Hebetechniken werden falsch oder gar nicht angewandt
   - keine Kinästhetikkenntnisse

5. Magenprobleme, bei denen mir Folgendes auffiel:
   - Gerade Mitarbeiter der Pflegeberufe trinken viel Kaffee und nehmen häufig keine geregelten Mahlzeiten zu sich.
   - Es wird sich wenig Zeit zum Essen genommen.
   - Generell ist die Verbreitung von Fastfood und Fertigprodukten in unserer Gesellschaft erkennbar.
   - Das Wissen um den Zusammenhang von Ernährung und Gesundheit ist erschreckend gering. Mag dies auch an den so trockenen Ernährungslehrestunden in unserer Ausbildung liegen.

Häufig münden diese Probleme im Burnout-Syndrom.Nachdem ich zu einer für mich, sehr ansehnlichen Sammlung von Gesundheitsproblemen gekommen bin, stellte ich mir folgende Frage: Wie kann ich das Interesse meiner Kollegen an der eigenen Gesundheit und der Gesundheit unserer Patienten wecken?

Die Umsetzung: Lernen im Vorbeigehen

Ich entwarf ein Infoplakat:

- Durch ein Plakat wird Interesse geweckt, visuell fühlt man sich eher angesprochen, als wenn man Dinge nur im Gespräch erwähnt. Ich habe das Plakat aus bunten Tonpapier gebastelt und kräftige bunte Farben gewählt. Zudem habe ich Karteikarten so angebracht, das man sie herausnehmen kann.

- Dies hat den Vorteil, das ich die Themen je nach Bedarf und Aktualität wechseln kann.
- Auch finanziell gesehen ist ein Plakat kein großer Aufwand, man kann es nach Lust und Laune gestalten.
- Die Themen habe ich aus der Naturheilkunde gewählt mit kleinen Tipps, Tricks manchmal auch Rezepten und netten Sprüchen versehen.
- Wichtig ist es, die Dinge klar und deutlich zu formulieren und auf Fachchinesisch zu verzichten, schließlich soll es Spaß machen, die Kärtchen zu lesen.
- Zur ganzheitlichen Gesundheitspflege gehört für mich, dass jeder sich selbst entscheiden kann, ob er/sie etwas für sich erreichen möchte.
- Die Kartenform ermöglicht es jedem, der mag, eine Karte herauszunehmen und zu studieren oder auch nicht.
- Der Vorteil eines Infoplakates ist auch, dass man nicht zeitgebunden ist, jeder kann sich informieren, wann er gerade Lust hat, eben **lernen im Vorbeigehen**.
- Für sehr wichtig halte ich es, Quellenangaben und Literaturhinweise mit auf das Plakat zu schreiben. So kann sich jeder nach Lust und Laune weiterinformieren.

Zu meiner Freude und allgemeinen Belustigung kann ich sagen, dass ich häufiger gefragt wurde, ob das Plakat von der Tochter meines Chefs gebastelt worden sei. Sie befand sich zu dieser Zeit im Kindergartenalter.

Das zeigte mir aber auch, dass ich mein Ziel erreicht hatte, das Plakat ist aufgefallen.
Anhand der Fragen und Gespräche habe ich gemerkt, dass ich Interesse geweckt habe. Bei Teamsitzungen, auf denen unsere Probleme und die unserer Patienten besprochen werden, bemerke ich immer wieder, dass die Kollegen auch Lösungen aus dem naturheilkundlichen Bereich wählen. Ein Beispiel ist die Obstipation. Hier zeigt sich, dass die Kärtchen Anwendung finden. Das Wort »Ballaststoffe« wurde früher bei uns nicht erwähnt. Heute ist das nicht mehr so. Es kommen viele Vorschläge aus dem Team. Zum Beispiel wie man das Problem »Obstipation« aktiv mit Ernährungsumstellung, Sauerkrautsaft oder ähnlichem angehen kann.
Ebenso habe ich gemerkt, dass sich im Bezug auf Hautpflege etwas geändert hat. Meine Kollegen scheuen nicht mehr davor zurück, ein gutes Olivenöl, anstatt einer parfümierten Körperlotion zu nutzen. Dass alleine klares Wasser eine reinigende Wirkung hat, ist längst kein Thema mehr. Die Zeiten der »schäumenden Waschschüsseln« neigen sich dem Ende zu. Sicherlich sind das kleine Schritte, für mich jedoch ein Erfolg und die älteren Patienten kennen manches noch von früher.

Nun führe ich dieses Plakat schon über ein Jahr. Das bedeutet für mich eine Menge Arbeit. Auch ändere ich das Outfit des Plakates des öfteren. Irgendwann gewöhnt man sich an den Anblick des Plakates und nimmt es nicht mehr wahr. Also bitte, ab und an mal was Neues, damit aus **dem Lernen im Vorbeigehen** etwas wird.

Hier einige meiner bearbeiteten Themen:
- Vitamin C
- Was tun, wenn eine Erkältung droht?
- Ätherische Öle und ihre Wirkung
- Naturkundliche Mittel bei Fieber
- Arteriosklerose, wie kann man vorbeugen?
- Was ist eigentlich Buchweizentee?
- Was sind eigentlich sekundäre Pflanzenstoffe?
- Was sind eigentlich Lycopine?
- Gesunde Nahrung für den Darm
- Olivenöl, nicht nur für die Pizza!!
- Cholesterin in aller Munde

Literatur

Aßmann: Pflegeleitfaden Alternative und komplementäre Methoden.

Fesseler, B.: Der Naturheilmittelführer. Südwest Kursbuch.

Fischer-Rizzi, S.: Himmlische Düfte, Irisana Verlag.

Pahlow, M.: Das große Buch der Heilpflanzen. Gräfe und Unzer Verlag.

Pütz, J.: Darm & Po. VGS Verlagsgesellschaft Köln.

Pütz, J.: Mediterrane Lebenselixiere. VGS Verlagsgesellschaft Köln.

Zimmermann, E.: Aromatherapie für Pflege- und Heilberufe. Sonntag Verlag.

Unterrichtsunterlagen der Zusatzqualifikation »Berater/in für ganzheitliche Gesundheitspflege«.

6. Die 12 Fähigkeiten zur gesunden Lebensführung (FGL)

6.1 Die Askese im Denken – persönlich betrachtet

Für Ihren persönlichen Gebrauch und als Einstieg in die 12 Fähigkeiten beginne ich mit einer Selbstreflexions-Übung, die Sie jederzeit und immer wieder machen können.
Überlegen Sie mal kurz, welches Lebensmotto oder auch mehrere Ihnen in schwierigen Zeiten weiterhelfen? Hier finden Sie eine kleine Auswahl an Lebensregeln und Sinnsprüchen, die manchen helfen können, wenn mal wieder alles so schnell, kompliziert und belastend war …
Die Zeit heilt alle Wunden.
Kommt Zeit, kommt Rat.
Wer vergibt, vergibt sich nichts.
Wer sich nicht selbst befiehlt, bleibt immer Knecht.

»Wer weiß, wofür es gut ist!« – »Es wird sich schon regeln.«, denke ich z. B. bei den Dingen, die ich nicht ändern kann oder die nicht geklappt haben.

Selbstreflexionsbogen
Askese im Denken Datum der Bearbeitung: ……………

Verantwortlich sein

- Wofür bin ich in meinem Leben verantwortlich?
- Welches Lebensmotto habe ich?
- Ist das Lebensmotto auch in Krisenzeiten tragfähig?
- Habe ich in der letzten Zeit neue Fähigkeiten an mir entdeckt?
- Welche Fähigkeiten möchte ich gern verwirklichen?
- Wie steht es mit meinen sozialen Beziehungen?
- Nehme ich diese genügend wahr?
- Wie steht es mit meinen Beziehungen zur Mitwelt, zu anderen Lebewesen?
- Ist mein Tun und Lassen ausgewogen?
- Was würde ich gern tun?
- Was möchte ich gern lassen?
- Kann ich mich mit gutem Gewissen auch mal zurückziehen?

Überprüfen Sie an dieser Stelle noch mal, ob Sie wirklich für all das verantwortlich sind, was Sie als Antwort eingetragen haben!

6.2 Ein persönlicher Fragebogen zu den 12 Fähigkeiten zur gesunden Lebensführung

F-1 Ein- und ausatmen

Habe ich noch nicht bewusst beobachtet ❍
Bin zufrieden ❍
Möchte etwas ändern Ja/Nein
– Wenn ja, was möchten Sie ändern?

F-2 Das Blut bewegen und die Körperwärme regeln

Habe ich noch nicht bewusst beobachtet ❍
Bin zufrieden ❍
Möchte etwas ändern Ja/Nein
– Wenn ja, was möchten Sie ändern?

F-3 Essen und trinken

Habe ich noch nicht bewusst beobachtet ❍
Bin zufrieden ❍
Möchte etwas ändern Ja/Nein
– Wenn ja, was möchten Sie ändern?

F-4 Verdauen und ausscheiden

Habe ich noch nicht bewusst beobachtet ❍
Bin zufrieden ❍
Möchte etwas ändern Ja/Nein
– Wenn ja, was möchten Sie ändern?

F-5 Sich des Körpers bewusst sein

Habe ich noch nicht bewusst beobachtet ❍
Bin zufrieden ❍
Möchte etwas ändern Ja/Nein
– Wenn ja, was möchten Sie ändern?

F-6 Den Körper bewegen

Habe ich noch nicht bewusst beobachtet	❍
Bin zufrieden	❍
Möchte etwas ändern	Ja/Nein

– Wenn ja, was möchten Sie ändern?

F-7 Die Haut pflegen

Habe ich noch nicht bewusst beobachtet	❍
Bin zufrieden	❍
Möchte etwas ändern	Ja/Nein

– Wenn ja, was möchten Sie ändern?

F-8 Ankleiden und pflegen der äußeren Erscheinung

Habe ich noch nicht bewusst beobachtet	❍
Bin zufrieden	❍
Möchte etwas ändern	Ja/Nein

– Wenn ja, was möchten Sie ändern?

F-9 Sich orientieren

Habe ich noch nicht bewusst beobachtet	❍
Bin zufrieden	❍
Möchte etwas ändern	Ja/Nein

– Wenn ja, was möchten Sie ändern?

F-10 Sich verständigen

Habe ich noch nicht bewusst beobachtet	❍
Bin zufrieden	❍
Möchte etwas ändern	Ja/Nein

– Wenn ja, was möchten Sie ändern?

F-11 Wachsein und schlafen

Habe ich noch nicht bewusst beobachtet	❍
Bin zufrieden	❍
Möchte etwas ändern	Ja/Nein

– Wenn ja, was möchten Sie ändern?

F-12 Die Abwehrkräfte stärken

Habe ich noch nicht bewusst beobachtet ❍
Bin zufrieden ❍
Möchte etwas ändern Ja/Nein
– Wenn ja, was möchten Sie ändern?

Gedanken, die mir während der Übung gekommen sind:

6.3 Eine individuelle Antwort

Mein Gesundheitsprogramm ist in mehreren Jahren und aus verschiedenen Beweggründen heraus entstanden: durch Fachwissen, aus Freude daran oder auch aufgrund leichter Beschwerden. Das ganze Programm bedarf – außer des Saunabesuchs – keiner besonderen Zeitplanung. Einiges kommt Ihnen vielleicht bekannt vor? Einiges ist für Sie neu? Einiges gefällt Ihnen gut und einiges nicht? Einiges wollten Sie vielleicht auch schon immer mal machen ...? Daher halte ich es für wichtig, sich sein eigenes Gesundheitsprogramm zusammenzustellen und mit der inneren Stimme zu prüfen, in der Hoffnung gesund zu bleiben. Doch eine wissenschaftlich beweisbare Garantie gibt es bei diesem Programm nicht. Die gibt es bei keinem Gesundheitsprogramm!

In Tabelle 6 gebe ich Ihnen eine Übersicht über das, was ich für mich selbst mehr oder weniger regelmäßig tue. Wenn ich unterwegs bin, lasse ich bestimmte Maßnahmen weg. Diese Art von Unregelmäßigkeit kommt meinem Wunsch, so wenig unbewusste Gewohnheiten wie möglich zu haben, sehr entgegen.

Alle 12 Fähigkeiten der gesunden Lebensführung sind miteinander vernetzt. Eine Bewegungsaktivität hat natürlich auch Auswirkungen auf den Atemrhythmus, das Herz-Kreislaufsystem etc. Leitlinie für die Zuordnung meiner Maßnahmen war jeweils das Organsystem oder die Körperregion, die durch die Übung zuerst angesprochen wurden.

Die meisten Anwendungen verursachen keine zusätzliche Zeit. So muss ich beispielsweise ohnehin Trinken, dann kann ich statt Kaffee auch Kräutertee trinken. Erstaunlich ist auch, dass eine gesunde Lebensweise relativ wenig Geld kostet. Das wollen natürlich diejenigen, die die Ökonomisierung im Gesundheitswesen vorantreiben, nicht wahrhaben.

Von der Antike bis ins 18. Jahrhundert sind die klassischen Körperkünste kostenlos zu haben gewesen. In der modernen Konsumgesellschaft ist das natürlich verpönt und so werden Teile des natürlichen Rhythmus mit einem Event verbunden und vermarktet. Zu den kostenlosen Körperkünsten gehörten

1. Fasten – den Körper ruhigstellen (Fastenzeit, in manchen Religionen geregelt)
2. Schweigen – die Seele ruhigstellen (auf sich selbst konzentrieren)
3. Meditieren – den Geist ruhigstellen (auch Kontemplation)

Auffallend ist dabei, dass die antiken »Künste« sich weniger auf das »Tun«, sondern mehr auf das »Lassen« beziehen. Zu diesen »Künsten« gibt es vielfältige Angebote (Kurse, Seminare etc.) in allen Preislagen unter dem Label »Wellness«. Wellness ist ein neuer Begriff für eine an sich alte Sache. Es geht um den achtsamen Umgang mit sich selbst, der Gesundheit, Wohlbefinden und ein langes Leben begünstigen soll; kurz, Wellness ersetzt den alten Begriff der Hygiene. Tabelle 6 gibt Ihnen einen Überblick über meine Maßnahmen. Wenn in der Spalte »Zeitdauer« oder »Investition« nichts eingetragen ist, bedeutet das, dass weder zusätzliche Zeit noch zusätzliche Ausgaben erforderlich sind.

Tabelle 6: Gesundheitspflegemaßnahmen.

Fähigkeit zur gesunden Lebensführung	**Persönliche Gesundheitspflegemaßnahme**	**Zeitdauer**	**Investition**
Ein- und ausatmen	Erfrischende Kreisatmung (Yoga) bei Bedarf, s. S. 123	2 Min.	
Das Blut bewegen und die Körperwärme regeln	Täglich mindestens einmal 6 Etagen Treppen steigen		
Essen und trinken	Vegetarische Kost, viel Obst und Gemüse, essen meistens nur dann, wenn ein Hungergefühl da ist, (außer in Seminaren) trinken: Kräutertees und Wasser, in unregelmäßigen Abständen einen Molketag oder Ähnliches einlegen.		
Verdauen und ausscheiden	Urinfarbe beobachten, Trinkmenge danach regulieren, Stuhlgang beobachten		
Den Körper bewegen	Morgens im Bett vor dem Aufstehen die Yogaübung »Zusammengerolltes Blatt« danach die FGL-Übung, s. S. 124	ca. 5 Min. ca. 4 Min.	
Sich des Körpers bewusst sein	Ich achte auf meine Körpersignale, habe ich z. B. Abneigung vor der kalten Dusche, weiß ich, dass ich im Stress bin		

Fähigkeit zur gesunden Lebensführung	**Persönliche Gesundheitspflegemaßnahme**	**Zeitdauer**	**Investition**
Die Haut pflegen	Mit Traubenkernöl (unregelmäßig), um die Selbstregulierungskräfte der Haut zu erhalten		
Pflegen der äußeren Erscheinung	Natürliche Materialien so gut es geht, nicht zu enge Kleidung		
Sich orientieren	Ich stelle mir manchmal Gegenstände in den Weg, um die ich herumlaufen muss; wenn ich im Dunkeln nach Hause komme, mache ich zunächst kein Licht an und versuche, mich so zurechtzufinden		
Sich verständigen	Zwei Stimmübungen 1. Das Sprechen von »ng«,«ng«,«ng«... spannt die Muskulatur im Rachenraum, so dass eine gute Resonanz entsteht; 2. »Mo-ni-ka«, eine Ausatmungstechnik		
Schlafen und wachsein	Schlafen bisher bestens in Ordnung; falls erforderlich, werde ich den Rat von Robert Walser (s. unten) befolgen		
Die Abwehrkräfte stärken	Öl ziehen, 1x täglich morgens		3,00 € mtl.
	Kneipp Wassertreten auf dem Balkon, 1x täglich morgens	3 Min. tgl.	Anschaffungskosten einmalig ca.15,00 €
	Saunabesuch und schwimmen 1x wöchentlich	3 Std. pro Woche	Eintritt ca. 30,00 €
	Verschiedenes nach Lust und Laune aus der Hildegard-Medizin		

Zur FGL »schlafen und wachsein«

Robert Walser: »Man strenge sich nicht an

Verflossene Nacht benahm ich mich tadellos. Ich vermochte lange nicht einzuschlafen.

Das heißt die Augen fielen mir wohl immer zu. Aber ich fand den Schlaf dennoch nicht.

Ich lag ganz still da, fast wie eine Art Prinz in einem Kinostück, als umstehe mich eine Leibwache, die natürlich stets auf nichts so schaut wie auf den Anstand.

Um wirklich einschlafen zu können, bemühte ich mich immer wieder die Augen ganz groß zu öffnen.
Auf einmal schlief ich fest. Um also einschlafen zu können, strenge man sich an wach zu sein. Man strenge sich nicht an zu schlafen.« (Radiosendung MIKADO HR2).

Erfrischende Kreisatmung (Eine Übung aus dem Yoga)
Vorbereitung: Lockere Sitzhaltung, die Gelenke, Fuß, Knie, Hüfte ca. 90 Grad angewickelt, Rücken aufrecht

Der Atem fließt im Kreis durch das eine Nasenloch hinein und durch das andere hinaus.
- Den Zeigefinger der rechten Hand auf die Nasenwurzel (Punkt zwischen den Augenbrauen) legen
- das rechte Nasenloch mit dem rechten Daumen leicht zudrücken
- durch das offene linke Nasenloch einatmen
- das linke Nasenloch mit dem rechten Mittelfinger schließen und sofort danach den rechten Daumen vom rechten Nasenloch lösen und dadurch ausatmen.
- Das ist der Kreis.
- Diese Übung 4 bis 6 mal in dem jeweils eigenen Atemrhythmus und normaler Atemtiefe wiederholen.
- Dann das gleiche mit der linken Hand und anders herum, das Ausatemnasenloch wird das Einatemnasenloch und umgekehrt.
- Sie können auch mit der linken Hand beginnen und wechseln dann zur rechten Hand.
  - erfrischt und entspannt den Körper
  - beruhigt das Nervensystem
  - hilft gegen Schlaflosigkeit
  - reinigt das Blut und pumpt die Lungen voll Luft
  - lindert Kopfschmerzen
  - schafft Erleichterung bei Angst- und Depressionszuständen

Beachten: Bei Hypotonie Vorsicht mit betont tiefen Atemzügen!

6.3.1 Bewegungsmeditation zu den »Fähigkeiten zur gesunden Lebensführung«

Diese Übung können Sie als Begrüßung für den Tag ansehen, wenn Sie sie morgens machen. Sie können Sie gern zu jeder Tageszeit durchführen. Sie dauert zwei Minuten und Sie tanken geistige Energie für das, was Sie vor haben.

TaiChi-Stand als Ausgangsposition:

- Füße hüftbreit hinstellen
- Handflächen über dem Kopf zusammenlegen

Gedankenangebot: Energie holen, für die Entdeckung eigener Fähigkeiten brauche ich Anregungen von oben, von außen etc.

- Arme seitlich nach unten führen mit den Handflächen nach oben
- Hände über der Herzgegend aufeinander legen, linke Hand obenauf
- Zweimal bewusst ein- und ausatmen

Gedankenangebot: Fähigkeiten verwirklichen – das nehme ich mir zu Herzen

- Beide Arme ungefähr in Schulterhöhe nach vorn bewegen mit den Handflächen nach oben
- Handflächen dann wieder an den Körper heranführen, zum Herz zurückkommen
- Hände über der Herzgegend aufeinander legen, linke Hand obenauf
- Zweimal bewusst ein- und ausatmen

- In dieser Haltung mit den Füßen um ca. 90 Grad nach rechts treten in eine andere Himmelsrichtung
- Beide Arme ungefähr in Schulterhöhe nach vorn bewegen mit den Handflächen nach oben
- Handflächen dann wieder an den Körper heranführen, zum Herz zurückkommen
- Hände über der Herzgegend aufeinander legen, linke Hand obenauf
- Zweimal bewusst ein- und ausatmen
- Diese Bewegung in alle vier Himmelsrichtungen ausführen

Gedankenangebot: *Beziehungen wahr-nehmen, ich nehme Kontakt mit der Welt auf und kehre immer wieder zu mir zurück*

- Wenn man in der Ausgangsstellung wieder angekommen ist
- Handflächen vor dem Körper in Brusthöhe zusammenlegen, Hände langsam vor dem Körper nach unten fallen lassen, locker schütteln, evtl. den Boden berühren, nach unten entspannen
- Zweimal bewusst ein- und ausatmen

Gedankenangebot: Tun und lassen

- Handflächen vor dem Körper zusammenführen und wieder nach oben über dem Kopf zusammenlegen, sich dabei etwas hochziehen (als wollten Sie Äpfel pflücken)

Gedankenangebot: Energie holen

- Zweimal bewusst ein- und ausatmen
- Fortfahren: Handflächen über dem Kopf zusammenlegen und insgesamt drei Durchgänge machen

- Zum Abschluss noch einen Moment innehalten und Gedanken und Atem beobachten. Dann klar und gezielt die Übung beenden.

6.4 Fähigkeiten zur gesunden Lebensführung – Kurzform für die professionelle Pflegepraxis

In der Forschung dient ein Modell zur Darstellung der allgemeinen und abstrakten Merkmale eines Forschungsgegenstandes, die für das Ziel der Forschung von Bedeutung sind. Die Entwicklung verschiedener Pflegemodelle stellt für die Pflegewissenschaft einen bedeutenden Fortschritt dar und man sollte in Deutschland mehr Wert darauf legen, eigene Modelle zu entwickeln, Modelle aus anderen Kulturkreisen als zusätzliche Bereicherung ansehen und nicht einfach übernehmen.

In den Anfängen der Pflegewissenschaft wurden Pflege**modell** und Pflege**theorie** gleichbedeutend verwendet. Die Forderungen an ein Pflegemodell sind: systematischer Aufbau, wissenschaftliche Grundlage, Verwendbarkeit und Gültigkeit in der Praxis. Das »gsh-Kontinuum« erfüllt all diese Kriterien – bis auf die wissenschaftliche Grundlage. An diese Stelle tritt der Mensch, der in seiner Ganzheit über der wissenschaftlichen Analyse steht.

Das gsh-Kontinuum gibt Auskunft über die Grundhaltung, mit der die Pflege in der Praxis ausgeübt wird und kann unter folgenden Kriterien betrachtet werden:
(1) Das Menschenbild im Allgemeinen
(2) Die Rolle des Patienten
(3) Die professionelle Rolle der Pflegefachkräfte
(4) Die Pflegefachkräfte in der interdisziplinären Zusammenarbeit
(5) Bedeutung von Gesundheit und Krankheit
(6) Art und Inhalt der Einschätzung des Pflegebedarfs
(7) Probleme, die pflegerisches Handeln erfordern
(8) Ressourcen, die genutzt werden können
(9) Art und Weise der Zielsetzung der Planung der Pflege
(10) Schwerpunkte bei der Ausführung des Pflegeplans
(11) Die Bewertung der Effektivität und Qualität der Pflege

(1) Der Mensch im Allgemeinen
Das gsh-Kontinuum ist eine ganzheitliche Sichtweise, in der die Komponenten der Seele durch die Funktionen des Geistes mit dem Körper zusammenspielen. Dieser Prozess geht über die wissenschaftlich fassbaren Fakten hinaus, weil er geistig beobachtbare und körperlich fühlbare Phänomene akzeptiert und mit einbezieht. Das gsh-Kontinuum kann von jedem eingesetzt werden. Es bietet reichhaltigen Nutzen für den, der es im Sinne des Selbstcoaching anwendet zur Selbstreflexion, Standortbestimmung, Lebensplanung, Burnout-Prophylaxe und vielem mehr.

Mit dem Ausgangsbegriff »Verantwortlich-sein« entspricht das gsh-Kontinuum der modernen Auffassung des Berufes und liefert eine Anleitung für Pflegefachkräfte wie auch für den Patienten. Jeder kann darin seine Lebensgeschichte strukturieren, Zusammenhänge und vielleicht den roten Faden erkennen und sich eigenverantwortlich weiterentwickeln.

Das gsh-Kontinuum fließt durch die »Askese im Denken« zu den »12 Fähigkeiten zur gesunden Lebensführung«. Bei der »Askese im Denken« stehen die mentalen Prozesse im Vordergrund der Beobachtung; bei den »12 Fähigkeiten zur gesunden Lebensführung« die körperlichen Prozesse. Gedanklich kann man jederzeit an jeder Stelle ansetzen und entsprechend weiterdenken. Der Beginn ist meistens davon abhängig, welcher Aspekt aufgrund der individuellen Wahrnehmungsgewohnheiten zuerst ins Bewusstsein dringt. Damit wird es dem Betroffenen möglich, seine Perspektive selbst zu entdecken und selbst zu wechseln. Es werden im Rückblick die vorhandenen individuellen Fähigkeiten evaluiert und im Vorblick die gewünschte oder auch erforderliche Fähigkeit eruiert. Es ist erstaunlich, wie sich dabei meist vielfältige Möglichkeiten mit unterschiedlichen Konsequenzen auftun. Aus diesen gilt es dann auszuwählen und sich konkrete Ziele zu setzen.

Mit einer Beratung durch Pflegefachkräfte erarbeitet sich der Patient so seine Ziele völlig eigenständig. Auf diese Weise wird die vielfach vernachlässigte Dimension des Geistes ins Leben, in die Pflege integriert und für den Entwicklungsprozess fruchtbar gemacht. Das setzt ein Menschenbild voraus, in dem der Mensch als ein Wesen wahrgenommen wird, das Verantwortung für seine Lebensgestaltung übernehmen und schöpferisch tätig sein kann.
Verantwortung für die Lebensgestaltung ist Beziehungsgestaltung. Diese beginnt mit der Beziehung zu sich selbst, zu anderen Menschen und zur Mitwelt (Natur, Kosmos) zur geistigen und zur materiellen Dimension. Daraus ergibt sich dann die Entscheidungsverantwortung bezogen auf das, was man tut und auf das, was man lässt und wie man es tut und wie man es lässt.

Dies ist der »Output« auf der Handlungsebene. In dem »Wie« einer Handlung liegt die persönliche Einstellung, die Prozessebene, die in der konkreten Handlung immer körpersprachlich mitläuft. Wenn Veränderungsprozesse erfolgreich gestaltet werden sollen, ist es wichtig, auch darüber zu sprechen. An der eigenen Gesundheit aktiv mitzuwirken hat immer auch mit Änderungen von schädlichen Gewohnheiten zu tun und ist daher ein Veränderungsprozess.

(2) Nutzen für die Patienten

Besonders hervorzuheben ist der Aspekt der Ganzheit. Die bewusste Anwendung des Kontinuums hilft dem Patienten, sich seine eigene Lebensphilosophie bewusst zu machen; nur so kann er in der Verantwortung für seine Entscheidungen und für den Genesungsprozess gestärkt werden. Die Verantwortung wird klar dargestellt; für die bewusste Umsetzung erfährt der Anwender des Kontinuums eine konkrete Anleitung.

(3) Rolle und Nutzen für die Pflegefachkräfte

Das gsh-Kontinuum kann als Modell eingesetzt werden, um die Eigenständigkeit der Pflege hervorzuheben. Durch einen auf die FGL bezogenen Katalog werden die Pflegeleistungen qualitativ und quantitativ transparent dargestellt. Durch die einheitliche Struktur innerhalb jeder FGL ist ein EDV-gestützter Pflegeprozess jederzeit möglich. Der Leistungskatalog liefert dann gleichzeitig die Stammdatenbasis.

Die »12 Fähigkeiten zur gesunden Lebensführung« sind das formale Gliederungskriterium für den Leistungskatalog. Sie ordnen das Pflegefachwissen pro FGL entsprechend den Schritten des Pflegeprozesses nach Problemen, Ressourcen, Zielen und Maßnahmen.

Diese Gliederung kann auch für die gängigen Pflegemodelle angewendet werden. Mit dem Leistungskatalog hat man gleichzeitig Grundlagen für das Qualitätsmanagement und die Kostenkalkulationen in der Pflege. Er unterstützt die interdisziplinäre Zusammenarbeit und die Entwicklung von Clinical Pathways.

(4) Rolle und Nutzen für die interdisziplinäre Zusammenarbeit

Da im Leistungskatalog der eigenständige Bereich für die professionelle Pflege formuliert ist und für die einzelnen Pflegetätigkeiten die Anordnungs-, Durchführungs- und Dokumentationsverantwortung transparent festgelegt ist, kann die Pflegefachkraft auch hier als gleichwertiger Partner auftreten. Es sollte selbstverständlich werden, dass das Ziel des Patienten, das im Pflegeprozess mit dem Patienten erarbeitet wurde, als Leitziel für die am Behandlungsprozess beteiligten Berufsgruppen Priorität hat.

(5) Bedeutung von Gesundheit und Krankheit

Aus dem Menschenbild geht hervor, dass auch die Definition von Gesundheit und Krankheit individuell zu sehen ist. Der Mensch kann sich gesund fühlen, hat aber pathologische Laborwerte oder: Der Mensch fühlt sich krank, seine Daten liegen aber im Normbereich.

Das Wort von *Florence Nightingale: »Pflegen heißt Bedingungen schaffen, damit die Natur wirken kann«*, trifft auch das Charakteristikum der ganzheitlichen Pflege. Ganzheitliche Pflege ist angewandtes Wissen über das, was die Natur selbst vollbringt, – falls gewünscht – in Verbindung mit einer schulmedizinischen Vorgehensweise. Wissen meint hier eine Art Begreifen des Ganzen, dessen, was nach *Goethe »die Welt im Innersten zusammenhält«*. Dazu gehört auch der Sinn des Lebens, also genau das, was modernes Wissen systematisch verdrängt, weil es nicht allgemein beantwortet werden kann, weil es sich nicht in Zahlen, sondern in Gefühlen ausdrücken lässt. Eine Grundannahme in der Logotherapie besagt, dass der Mensch gesunden kann, wenn er einen Sinn in seinem Leben wiederfindet.

In der Naturheilkunde wird Krankheit als Lernprozess verstanden. Heilung geschieht nicht nur durch Tablettenschlucken oder dadurch, dass das erkrankte Organ entfernt wird, sondern auch indem man den eigenen Geist einschaltet, wohlgemerkt: den eigenen. Sonst besteht die Gefahr der Etikettierung von anderen und einem Menschen mit Schnupfen wird zum Beispiel gesagt: »*Du hast wohl die Nase voll!*«

Der bewusste Umgang mit der Krankheit wird als zum Heilungsprozess gehörend angesehen und nicht negativ bewertet und abgespalten. Dies ist ein wichtiger Aspekt im Rahmen der Menschenwürde. Lernprozess heißt nachdenken darüber, was man aus der Krankheit oder Krise lernen könnte. »*Ich habe viel in der Krankheit gelernt, dass ich nirgends in meinem Leben hätte lernen können*«, schrieb *Goethe* 1768 an *Käthchen Schönkopf*, »*während des Krankenlagers kann der Grund zu einer neuen Denkungsart gelegt werden.*«

Durch die professionelle Anwendung des Pflegeprozesses mit der Zielvereinbarung kann der Lernprozess beim Patienten in Gang gesetzt werden. Hier wird klar, dass man nicht nach einem standardisierten Pflegemodell arbeiten kann. Jeder Mensch hat seine eigene Lebensphilosophie, aus der heraus er seine Strategien entwickelt hat und entwickelt. Das gsh-Kontinuum unterstützt den individuellen Bewusstwerdungs- und Sinnfindungsprozess, der in ganzheitlichem Sinne unabdingbar zum Genesungsprozess dazugehört.

Mit den mentalen und körperlichen Daseinsfaktoren gehört das gsh-Kontinuum in die Nähe der salutogenetischen Konzepte. Um denken zu können, brauchen wir unseren Körper. Daher liegt bei den »12 Fähigkeiten zur gesunden Lebensführung« das Hauptaugenmerk auf dem körperlichen Befinden mit allen messbaren und nicht messbaren Merkmalen.

Mentale Daseinsfaktoren = Askese im Denken
Verantwortlich sein für

- eigene Fähigkeiten entdecken (Gedankenebene)
- Beziehungen wahr-nehmen (Gefühlsebene)
- verwirklichen (Zielebene)
- tun und lassen (Handlungsebene)

Körperliche Daseinsfaktoren = Die 12 Fähigkeiten zur gesunden Lebensführung (FGL)

F-1 Ein- und ausatmen
F-2 Das Blut bewegen und die Körperwärme regeln
F-3 Essen und trinken
F-4 Verdauen und ausscheiden
F-5 Den Körper bewegen
F-6 Sich des Körpers bewusst sein
F-7 Die Haut pflegen
F-8 Pflegen der äußeren Erscheinung
F-9 Sich orientieren
F-10 Sich verständigen
F-11 Wachsein und schlafen
F-12 Die Abwehrkräfte stärken

(6) Art und Inhalt der Einschätzung des Pflegebedarfs

Der mentale Regelkreis »Askese im Denken« besteht aus den Bewusstseinsinhalten Gedanke, Gefühl, Vorstellung, Handlung und Erfahrung, die auch im unbewussten Teil der Seele vorhanden sind und über den Körper ausgedrückt werden. Im ganzheitlichen Sinne beeinflussen sich Körper und Seele wechselseitig und die verinnerlichten Wertvorstellungen und Einstellungen äußern sich in der entsprechenden Lebensführung. Daher sind die Bewusstseinsinhalte der »Askese im Denken« als relevante Strukturmerkmale in jeder der »12 Fähigkeiten zur gesunden Lebensführung« integriert.

Der nun folgende Teil befasst sich ganz konkret mit der Anwendung des Pflegefachwissens in der Praxis, strukturiert nach den Begriffen des jeweiligen Pflegemodells, in Verbindung mit den Schritten des Pflegeprozesses und den Pflegequalitätsstufen zugeordnet. Das Ziel ist es, einen Pflegeleistungskatalog zu erhalten, der das Angebotsspektrum der jeweiligen Einrichtung abbildet, individuelle Formulierungen für den Pflegeprozess enthält und als Stammdatenbasis für den EDV-Einsatz und die Fallpauschalen genutzt werden kann.

Dazu ist eine eindeutige und nachvollziehbare Zuordnung der Beeinträchtigungen, Ziele und Maßnahmen zu den einzelnen FGL erforderlich. Um diese Einteilung zu erleichtern und aufgrund meines Verständnisses von Ganzheit habe ich teilweise etwas andere Begriffe als bei den bekannten »Aktivitäten des Lebens« gewählt. Die von mir erstmals 1984 vorgenommene Strukturierung innerhalb der FGL lässt sich auf jedes Pflegemodell anwenden, denn jeder Mensch muss essen und trinken, ausscheiden und schlafen etc.

Der Unterschied liegt in der persönlichen Lebensphilosophie, der jeweiligen Lebenssituation mit den individuellen Gewohnheiten, dem persönlichen Körpergefühl und den Vorstellungen für die Zukunft. Genau das erhebt man mit dem Pflegeprozess. So werden die Inhalte für den Leistungskatalog aus dem jeweiligen Pflegeverständnis heraus formuliert, die Struktur ergibt sich aus Vorschriften und gesetzlichen Anforderungen.

Im gsh-Kontinuum gibt es zwei Blickrichtungen

1. Von der Innenwelt auf den Körper:
   (Ich bin ganz aufgeregt vor Freude und beobachte, dass der Puls schneller wird und das Herz bis zum Hals schlägt)
2. Vom körperlichen Ausdruck in die Seelenwelt
   (Ich nehme wahr, dass mein Puls schneller wird etc. und entdecke dann vielleicht etwas bei mir (z. B. freudige Aufregung)

Letzteres gehört zum professionellen Blick mit der klaren Trennung zwischen dem, was man beobachtet und dem, was man vermutet oder interpretiert. Wenn es für den Verlauf wichtig ist, die Vermutung zu klären, muss man es tun. Das »aktive Zuhören« kann den Einstieg in das Gespräch erleichtern. Wenn diese Information pflegerelevant ist, wird sie als individuelle Ursache für das Problem, das man beobachtet hat, in der Dokumentation ergänzt.

Fähigkeiten beginnen im Geist und verlangen eine aktive geistige Tätigkeit des Betroffenen, die man durch Gespräche anregen und unterstützen kann. Diese Gespräche, die nicht direkt mit einer körperlichen Funktion zu tun haben, werden mit den Schritten der »Askese im Denken« bearbeitet. In dem Gespräch können folgende Fragen besprochen werden:

- Wie denken Sie über Ihre Situation? (Gedankenebene)
- Wie fühlen Sie sich in Ihrer Situation? (Gefühlsebene)
- Welche Vorstellungen, Wünsche, Erwartungen ... haben Sie? (Zielebene)
- Was können Sie selbst dazu tun? (Handlungsebene)
- Welche Erfahrungen haben Sie bisher mit xy gemacht? (Erfahrungsebene)

Als Ergänzung oder Unterstützung kommt dazu das Angebot von der Pflegefachkraft oder auch die Hilfe bei der Suche nach einem geeigneten Ziel.

Diese Art von Gespräch ist als Maßnahme anzusehen und entsprechend zu dokumentieren. Dokumentiert wird die Tatsache, dass es stattgefunden hat und kurz das Ergebnis, nicht der gesamte Verlauf.

Mit den folgenden Beispielen möchte ich zeigen, dass nicht alles gleichzeitig dem Bewusstsein zugänglich ist. Je nach Typ und Wahrnehmungsgewohnheit nimmt man zuerst ein Gefühl, einen Gedanken, einen Wunsch an sich wahr.

Beispiel A

Gedanke	Ich bin allein
Gefühl	Einsam, nutzlos, gelangweilt
Ziel	Eine Beschäftigung finden, die der Patient mit seinem Handicap xy, das er hat, ausführen kann
Maßnahme	Beratungsgespräch und evtl. Anleitung zu der Beschäftigung oder Vermittlung an Hilfsdienste…

- Körperebene:

F-1. Ein- und ausatmen
Der Atem stockt, wird schneller und oberflächlicher.
F-2. Das Blut bewegen und die Körperwärme regeln
Puls wird schneller oder langsamer, Zentralisierung, große Muskeln werden mehr durchblutet, Ohnmacht.
F-3. Essen und trinken
Kein Hunger, kein Durst, kein Appetit.
F-4. Ausscheiden
»Vor Angst in die Hosen machen« (loslassen).
F-5. Den Körper bewegen
Starr vor Schreck, steif, kann nicht weglaufen, kann weglaufen, ungeahnte Kräfte.
F-6. Sich des Körpers bewusst sein
Solange man mit der Angst identifiziert ist, kein Körperbewusstsein.
F-7. Die Haut pflegen
Hautwiderstand verändert sich, hektische Flecken, feuchte Haut.
F-8. Pflegen der äußeren Erscheinung
In dem Moment uninteressant.
F-9. Sich orientieren
Eingeschränkt, Fokus auf Angstauslöser.
F-10. Sich verständigen
Manche bringen kein Wort heraus, manche schreien.
F-11. Wachsein und schlafen
Mit Angstgefühlen kann man meistens nicht schlafen, da man sich im Schlaf ja hingibt soz. an andere Mächte und keine Kontrolle mehr über sich hat.
F-12. Die Abwehrkräfte stärken
Im Moment der Angst wird der Körper geschwächt, das Immunsystem kann Erreger nicht effektiv bekämpfen.

Beispiel B

Gleicher Gedanke wie bei A	Ich bin allein
Anderes Gefühl	wohltuend, erholsam, ruhig
Ziel	ich erhole mich, schöpfe Kraft
Maßnahme	das Alleinsein genießen

- Körperebene:

Der Mensch fühlt sich wohl

Bei den FGL war mir die Form des Verbs sehr wichtig, um Bewegung, Tun und Lassen ausdrücken zu können. Weil ich diese grammatische Form durchgängig haben wollte, habe ich mich statt für »Blutkreislauf und Körpertemperatur« für die Formulierung »Das Blut bewegen und die Körperwärme regeln« entschieden. Dies ist der einzige Begriff, der vielleicht etwas gewöhnungsbedürftig ist, aber er ist selbstredend und klar. Jeder weiß sofort, welche Körperfunktionen damit gemeint sind.

Zusätzlich war es mir wichtig, gedanklich hinter jeder FGL ein »können« ergänzen zu können, um den Fähigkeitencharakter deutlich zu machen. Die Worte und die Reihenfolge sind so gewählt, um dort, wo es möglich ist, in einer Reihe oder direkt nacheinander das rhythmische Geschehen auszudrücken.

Die FGL »Sich des Körpers bewusst sein« ist in der Mitte angesiedelt und stellt auf der körperlichen Seite das Pendant zum Verantwortungs-bewusst-sein dar. Damit drücke ich aus, wie sich beides wechselseitig bedingt: Erst wenn man sich seines Körpers bewusst ist, kann man Verantwortung für ihn übernehmen und umgekehrt. Das Körperbewusstsein beinhaltet die Thematik »Sich als Mann oder Frau fühlen« und ähnliche Formulierungen aus anderen Modellen. Darüber hinaus kann hier das Phänomen »Phantomschmerz«, diffuses Unwohlsein, Schmerzen etc. eingeordnet werden.

Bei *F-8. Pflegen der äußeren Erscheinung* (2. Haut) wird in der ambulanten Pflege auch das »In Ordnunghalten« des Haushalts (3. Haut) mit hineingenommen.
F-9. Sich orientieren ersetzt »Für eine sichere Umgebung sorgen, für Sicherheit sorgen« etc. Denn wenn der Mensch sich orientieren kann, stellt sich das Gefühl der Sicherheit von selbst ein. Hier werden alle Sinnesorgane subsummiert.
F-10. Sich verständigen bezieht sich auf die Körperteile, die der Mensch zur Verständigung einsetzen kann. Das Thema »Gespräche führen«, das oft unter »Kommunizieren« mit abgehandelt wird, ordne ich bei jeder FGL entsprechend der Thematik unter Maßnahmen ein.

Diese Gliederung F-1 bis F-12 in Verbindung mit den Schritten des Pflegeprozesses dient nun als Vorlage für den Leistungskatalog.

Mit dem Beispiel *F-1. ein-und ausatmen* gebe ich einen Auszug aus dem modellbezogenen Katalog:

Beeinträchtigungen/Probleme
stark verschleimt
bekommt schlecht Luft, weil …
atmet hastig
spastische Atmung
hat Tachypnoe
atmet flach
hat Bradypnoe
hat inspiratorische Dyspnoe
hat exspiratorische Dyspnoe
hat Reizhusten
neigt zur Hyperventilation
hat Atempausen nachts
(Im individuellen Pflegeplan ist, wenn bekannt, die individuelle Ursache zu ergänzen)

Fähigkeiten/ Ressourcen
kann gut abhusten
möchte aufhören zu rauchen
hat Freude an den Atemübungen

Ziele
<u>Qualitätsstufe: Angemessene Pflege</u>
ist mit Sauerstoff versorgt
ist mit frischer Luft versorgt
ist unterstützt beim Abhusten
ist überwacht bzgl.der Atmung, fühlt sich sicher
Atemrhythmus und Atemtiefe sind regelmäßig … Min

<u>Qualitätsstufe: Optimale Pflege</u>
hustet selbstständig ab
Verständnis für die Atembeschwerden ist vorhanden
kann seine Atemübungen selbst durchführen
ist informiert, wie er bei der Atemübung kooperieren kann
kann zuhause die Atemübung selbst weiterführen
ist motiviert, die Rauchgewohnheiten zu ändern

ist informiert über gesunde Atemgewohnheiten
Angehörige ist in der Lage, mit dem Inhaliergerät umzugehen
(Im individuellen Pflegeplan ist ein Termin zu ergänzen)

Maßnahmen

Qualitätsstufe: Sichere Pflege
Beobachtung der Atmung
Beobachtung des Sputums
... Liter Sauerstoffgabe
Atemerleichternde Lagerung nach xy
Arzt informieren über...
Pneumonieprophylaxe
Einreibungen mit Medikament xy nach Arztverordnung
Inhalieren mit Medikament xy nach Arztverordnung
Überwachungsbogen anlegen

Qualitätsstufe: Angemessene Pflege
Atemgewohnheiten erfragen
Informationsgespräch über Atemübung xy
Gespräch zur Erklärung der Atemsituation
Gespräch zur Beruhigung

Qualitätsstufe: Optimale Pflege
Erfragen der Atemgewohnheiten
Informationsgespräch über gesundes Atemverhalten
Atemstimulierende Einreibung
Informationsgespräch über Atemübungen
Informationsgespräch über Hilfsmittel zum Atmen
Motivationsgespräch zur Durchführung der Atemübung xy
Ziele besprechen bzgl. Änderung der Atemgewohnheiten
Beratung bezogen auf die neue Atemsituation
Anleitung zur Atemübung »Erfrischende Kreisatmung«.
Anleitung der Angehörigen zur Atemübung xy
Fachberatung zum Hilfsmittel xy dazuziehen
Atemtherapeutin dazuziehen

(Im individuellen Pflegeplan müssen Häufigkeit, Uhrzeit, Datum ergänzt werden. Bei jeder Maßnahme kann ein Durchführungsstandard hinterlegt werden.)

7. Die fünf Schritte des gsh-Kontinuums der dritten Ebene

7.1 Ganzheitliche Beratung in der Pflege – ein Bewusstwerdungsprozess

Ganzheitliche Beratung ist eine eigenständige Hilfe-Form im pflegerischen Bereich, die nicht in spezifischen Lehrmeinungen gründet, sondern aus der Krankenpflege heraus gewachsen und implizit schon immer in unterschiedlicher Ausprägung stattfindet. Lange Zeit wurde in den pflegerischen Berufen Helfen mit konkretem Tun, der real eingreifenden sichtbaren Hilfe gleichgesetzt. Die Verbesserung des Wohlbefindens durch ein einfühlsames Gespräch oder die mentale Anregung bei der gemeinsamen Besprechung der Zielsetzung im Pflegeprozess als Hilfe anzusehen, setzt sich erst in den letzten Jahren durch. Es ist notwendig, das, was der Patient über seine Krankheit denkt und fühlt, in die Pflege- und Therapieplanung mit einzubeziehen. Sollte das nicht der Fall sein, müsste es wie ein Kunstfehler betrachtet werden, weil ohne eine ganzheitliche Betrachtungsweise die Menschenwürde verletzt worden sein könnte.

In diesem Kontext lesen sich die Worte von *Florence Nightingale* aus dem Jahre 1859 sehr fortschrittlich: »*Ich maße mir nicht an, Ihnen zu sagen, was sie zu tun haben. Das müssen sie selbst herausfinden, aber dabei möchte ich Ihnen helfen.*«

In diesem Zitat ist schon deutlich der Problemlösungsprozess und die Unterstützung bei der Entscheidungsfindung als pflegerische Tätigkeit angesprochen. Wie nah der Pflegeprozess mit Beratung zusammenhängt zeigen die folgenden beiden Definitionen, bei denen man den Begriff »Beratung« durchaus durch »Pflegeprozess« ersetzen könnte:

1. »*Beratung ist realitätsorientiert und zielt auf die Lösung spezifischer Probleme, wie sie sich aus einer unglücklichen Situation oder zwischenmenschlichen Schwierigkeiten ergeben können.*« (vgl. *Aguilera, Messick* 1977:50)
2. »*Beraten ist als ein Handeln definiert, das auf die Änderung eines – wie auch immer verursachten Zustandes – der Hilfsbedürftigkeit, auf die Bewältigung einer Krise gerichtet ist.*« (vgl. *Frommann* et al. 1976:718)

Studiert man Werke, die sich mit dem Phänomen »Beratung« beschäftigen, so wird die spezifische Beratung in der Pflege nicht erwähnt. Auch wenn der Terminus »helfende Berufe« benutzt wird, geht aus dem Zusammenhang hervor, dass der Pflegeberuf nicht mitgedacht wird. Dies erkläre ich mir damit, dass uns selbst erst in den letzten Jahren immer deutlicher geworden ist, wie oft wir Beratungsgespräche mit den Patienten führen. Vielleicht ist uns auch aufgrund der Berufsbezeichnung »Krankenschwester/ Krankenpfleger« so wenig bewusst, dass wir schon eine Art Gesundheitsberatung durchführen, wenn wir z. B. mit einem Patienten die Ernährungsumstellung besprechen, damit er besser abführen kann.

Eine intensive pflegewissenschaftliche Beschäftigung mit der Tätigkeit »Beratung«, bezogen auf die Pflege, ist dringend erforderlich. Dadurch wird es möglich, ein spezifisches Selbstverständnis der professionellen Beratung in der Pflege weiter zu etablieren. Weiterentwicklung ist möglich, wenn wir die Erkenntnisgrundlage des Bestehenden erforschen und uns klar ist, was wir damit erreichen wollen. Sonst bleibt es so, wie in diesem Zitat deutlich gesagt: »*Weil dies* (Beratung bei Ernährungsumstellung) *von uns selbst nicht als eigenständige Beratungstätigkeit angesehen wird, wird es nicht dokumentiert. Weil es nicht dokumentiert ist, kann es von außen nicht als Krankenpflegetätigkeit erkannt und uns zugeschrieben werden. Vermutlich ist diese teilweise Fehleinschätzung auch eine Ursache für die bekannte Berufsunzufriedenheit.*« (Pflege im 21. Jahrhundert: 48–51) Vielleicht entsteht durch die neue Berufsbezeichnung ab Januar 2004 auch ein neues Berufsbewusstsein?

Wenn in Seminaren zum Thema »Pflegeprozess« klar geworden ist, dass Gespräche ein Kriterium für die »Optimale Pflege« sind, erlebe ich immer wieder den freudigen Ausruf: »*Dann arbeite ich ja viel öfter in der »Optimalen Pflegequalität«, als ich bisher dachte.*« Dieses Aha-Erlebnis trägt wesentlich zur beruflichen Motivation bei.

Beratung ist erst in den letzten Jahren ein Thema für die Pflege geworden – durch die Neuorientierung und Umstrukturierung im Gesundheitssystem. Zunehmend werden Erkenntnisse und Methoden aus dem psychologischen Bereich, besonders der Kommunikationspsychologie, übernommen. Die Grunderkenntnisse der klassischen Therapieformen (Psychoanalyse und Verhaltenstherapie) sowie auch die der Humanistischen Psychologie sind offen oder verdeckt in beraterischen Theorien und Anwendungen wirksam.

Beratung wird in der heutigen Gesellschaft immer mehr zu einer sozialen und politischen Aufgabe. Das hängt einerseits mit der Verlagerung der Bedürfnisse des Einzelnen hin zu mehr Selbstbestimmung zusammen und andererseits damit, dass durch zunehmende Spezialisierung ein erhöhter Informationsbedarf über generelle Zusammenhänge entsteht. Auf diese Zusammenhänge, die in der Krankenpflegeausbildung vermittelt werden, baut die hier in dem Buch beschriebene Zusatzqualifikation auf.

7.2 Beratung und berufliche Prägung

Je nach beruflicher Herkunft des Beraters stützt sich die Beratungsform auf die allgemeinen Grundlagen von psychologischen, pädagogischen, medizinischen, philosophischen oder theologischen Ansätzen. Es ist von Bedeutung, sich die jeweilige Herkunft ins Blickfeld zu rücken, weil damit unterschiedliche Menschenbilder und Herangehensweisen verbunden sind.

Auf ein und dieselbe Frage antworten die Berufsgruppen oder psychologischen Schulen je nach ihrer beruflichen Prägung verschieden. Das zeigt auf spaßige Art die Frage:
»*Wo gehts denn hier zum Bahnhof?*« (zit. nach Trainer-Presse-Spiegel 3/97):

Antwort eines Hypnotherapeuten:
»*Schließen Sie die Augen, entspannen Sie sich, fragen Sie Ihr Unterbewusstsein, ob es Ihnen bei der Suche behilflich sein will.*«

Antwort eines Verhaltenstherapeuten:
»*Heben Sie den rechten Fuß, schieben Sie ihn nach vorn, setzen Sie ihn auf. Sehr gut, hier ein Bonbon für Sie.*«

Antwort eines Psychiaters:
»*Seit wann bedrängt Sie diese Frage?*«

Antwort eines Psychoanalytikers:
»*Spielen Ihre Träume öfters in so einer dunklen Höhle?*«

Antwort eines Managers:
»*Fragen Sie nicht lange, gehen Sie einfach los!*«

Antwort eines Journalisten:
»*Ihre Frage veröffentlichen wir exklusiv in der nächsten Mittwochsausgabe.*«

Antwort eines Priesters:
»*Heiliger Antonius, gerechter Mann, hilf, dass er ihn finden kann. Amen.*«

In einem Seminar mit Pflegefachkräften, stellte ein Teilnehmer die Frage, was würden wir denn antworten? Darauf kam der Vorschlag: »*Ist nicht mein Bereich.*«
In einem Seminar mit Ärzten schrieben diese sich selbst den Satz zu: »*Haben Sie Ihre Chipkarte dabei?*«

In der Praxis der Krankenpflege ist das ganzheitliche Menschenbild, das von Sr. Liliane Juchli im deutschsprachigen Raum implementiert wurde, weit verbreitet. Wie das ganzheitliche Denken beginnt, beschrieb Sr. Liliane sehr anschaulich (1983): »... *Ich erkannte, wie stark wir im Funktionieren steckten. Das Handeln war im Vordergrund. Beispielhaft erwähne ich unseren damaligen Arbeitsplan, wir nannten ihn »Göfeli«-Plan (Göfeli = Stecknadel). Auf diesem Plan waren die auszuführenden Arbeiten gesteckt, z. B. die Ganzwaschung bei einem Patienten. Dieser Plan verlangte von uns, dass wir waschen ... was aber, wenn der Patient etwas ganz anderes brauchte, ein Gespräch zum Beispiel, das aber nicht gesteckt war? Im bewussten Umgehen mit solchen Situationen und die Art und Weise, wie wir eben auf den Plan und nicht auf die Bedürfnissituation des Patienten reagierten, war ich zutiefst berührt. Auch die Erfahrung, dass ich das Waschen lassen und mich statt dessen an das Bett des Patienten setzen konnte. Im Hinterkopf war immer noch das alte Muster: »Mein Gott, wenn nur die Oberschwester nicht reinkommt und mich morgens um 7 Uhr hier am Bett sitzen sieht, als ob wir nichts zu tun hätten ...«* (*Herberger* 2000:46).

An diesen Gedankengängen von Sr. Liliane Juchli wird klar, welche Umorientierung für die Ausführung der ganzheitlichen Pflege stattfinden muss und wie die Verantwortung im Einzelfall aussehen kann.
Die Unbeliebtheit der ganzheitlichen Pflege bei einigen Pflegefachkräften kann auch damit zusammenhängen, dass sich die wesentlichen Aspekte der Ganzheit dem naturwissenschaftlichen Zugriff entziehen und das passt nicht in eine Zeit, in der die Krankenpflege teilweise der Schulmedizin, den Naturwissenschaften »hinterherläuft«, was an der meist unreflektierten Übernahme von Fachtermini wie Pflege**anamnese**, Pflege**diagnose** etc. zu erkennen ist.

Die zeitweilige Ablehnung der ganzheitlichen Pflege hat verschiedene Ursachen, die mit dem jeweiligen (falschen) Verständnis von Ganzheit zusammenhängen können. Wenn unter der ganzheitlichen Pflege eines Patienten verstanden wird, z. B. beim pflegerischen Aufnahmegespräch alle Aktivitäten des Lebens abzufragen, ist das überwiegend Fleißarbeit und verlangt kaum Denkarbeit. Die professionelle Kunst ist es aber, herauszufinden, welche Aktivitäten des Lebens bei diesem Patienten Priorität haben.

Den Unterschied in der Arbeitsmenge und Pflegequalität zwischen linearem und ganzheitlichem Denken veranschaulicht Tabelle 7.

Eigenartigerweise haben andere Berufsgruppen mit dem Begriff der Ganzheitlichkeit keine Schwierigkeiten. Er wird oft sogar als strategischer Marketingfaktor genutzt. Dies findet man dann in Formulierungen wie »Ganzheitliche Unternehmensberatung«, »Ganzheitliches Management«, »Ganzheitliche Datenbank«,

Tabelle 7: Ganzheitliches vs. Lineares Denken.

<table>
<tr><th>Situation des Patienten</th><th>Lineares Denken</th><th>Ganzheitliches Denken</th></tr>
<tr><td>Übergewicht</td><td>Abnehmen mit einer Diät</td><td rowspan="4">Herausfinden, ob es für den Patienten Bewegungsmöglichkeiten gibt, die ihm Freude bereiten.
Wenn ja, wird er evtl. danach
– besser schlafen können,
– abnehmen,
– der Blutdruck steigt und
– die Kopfschmerzen werden weniger.
Im Gespräch wird sich klären lassen, ob es angebracht ist, auch die Essgewohnheiten zu ändern.</td></tr>
<tr><td>Schlafstörungen</td><td>Tablette gegen Schlafstörungen</td></tr>
<tr><td>Hypotonus, Schlappheit</td><td>Tablette gegen niedrigen Blutdruck</td></tr>
<tr><td>manchmal Kopfschmerzen</td><td>Tablette gegen Kopfschmerzen</td></tr>
</table>

Ganzheitliche Urlaubsberatung«, »Ganzheitliche Fußpflege«, oder auch »Ganzheitliche Tinnitustherapie« etc. Davon verspricht man sich dann einen klaren Marktvorteil.

7.3 Beratung in der Zusatzqualifikation

In der Zusatzqualifikation geht es darum, die einzelne Pflegefachkraft für die therapeutischen Einflussfaktoren des ganzheitlichen Beratens zu sensibilisieren, ein reflektiertes Auswählen und Einbringen bestimmter Interventionsformen zu üben und eine bewusst – verantwortliche Gesprächsführung entsprechend des ganzheitlichen Menschenbildes zu gestalten. Aufbauend auf den Grundannahmen der Humanistischen Psychologie, im Besonderen der klientenzentrierten Psychotherapie/Beratung nach *Rogers*, ist die spezifische zwischenmenschliche Beziehung und die kooperative Zusammenarbeit zwischen Berater und Ratsuchenden Zentrum dieses Beratungsverständnisses.

Diese spezifische Art der Beziehung Pflegefachkraft-Patient ist gekennzeichnet durch

- *»das Vertrautsein mit den »Fähigkeiten zur gesunden Lebensführung« (ähnlich den Aktivitäten des täglichen Lebens)*
- *die selbstverständlich akzeptierte Intimität bei pflegerischen Maßnahmen*
- *das beiderseitige Einverstandensein der notwendigen körperlichen Nähe*
- *den Kontakt zu Menschen aus dem Lebenszusammenhang des Patienten«* (gsh-Innovationsteam, in: »Die Schwester/Der Pfleger«1/2000).

Diese vertrauensvolle Beziehungsqualität zum Kunden ist nur den Pflegeberufen eigen und bietet eine hervorragende Ausgangssituation für die wirkungsvolle Beratung, ganz besonders dann, wenn eine Verhaltensänderung, etwa eine gesündere Lebensweise, erwünscht ist. Dies ist ein weiteres Alleinstellungsmerkmal des pflegerischen Berufes. Die Beratung findet im Kontext einer anderen Beziehung, der Pflegebeziehung, statt, die sich selbst nicht als Beratung deklariert und ist daher in der Regel zwangloser und ungezwungener. Auf diese Weise kann einer größeren Zahl von Menschen sachkundig geholfen werden, als dies allein bei formeller Beratung geschehen könnte.

Therapeutische Hilfe hingegen kann oft erst nach einer langwierigen Widerstandsbearbeitung wirkungsvoll werden. Diese Phase taucht in der Ganzheitlichen Beratung bei Pflegefachkräften so gut wie nie auf.

Zugrunde liegt das Bild des Menschen als eines lernbereiten und veränderungswilligen Individuums, das eigenverantwortlich entscheiden und sich weiterentwickeln will. Daraus resultiert, dass im Beratungsverlauf keine vordefinierten Endziele vorgegeben und keine fertigen Problemlösungen »verkauft« werden, sondern dass die Ziele und die zur Erreichung erforderlichen Maßnahmen mit methodischer Anleitung des Beraters vom Ratsuchenden selbst erarbeitet werden.

Diese Vorgehensweise gewährleistet das Herausfinden einer individuellen Lösung, die zu dem Ratsuchenden passt. Er kann sich damit identifizieren. Weil er sich die neue Situation genau vorstellen kann, entsteht wie von selbst die Motivation zur Umsetzung. Überlegen Sie einmal: *Wann bin ich selbst zuletzt gut beraten worden? Was war das Hilfreiche an der Beratung? Wobei hat mir das Ergebnis geholfen?*

Der Berater kann sich nur auf der Basis fundierter Kommunikationsfähigkeiten – speziell für die Beratungstätigkeit – mit den individuellen Aspekten des Ratsuchenden verantwortlich befassen. Um Manipulation und Einseitigkeit zu vermeiden und Entwicklung und Erweiterung zu ermöglichen, geht es um eine tastende, abwägende Meinungsbildung beruhend auf dem Wissen um die Fragwürdigkeit fester Standpunkte oder allgemeingültiger Rezepte.

In den letzten Jahren ist eine wachsende Zahl von Therapie- und Beratungsangeboten zu beobachten. Vielfach handelt es sich dabei um eine Mischung längst bekannter Vorgehensweisen. Manche stellen m.E. auch unzulässige Anhäufungen von Techniken aus unterschiedlichen Ansätzen dar, die sich bei Berücksichtigung des jeweils zugrundeliegenden Menschenbildes eigentlich gegenseitig ausschließen müssten. Es entsteht leicht der Verdacht, dass bei diesen Interventionen ein

»besseres Funktionieren des Menschen« oder auch pekuniäre Interessen und nicht die Selbstentwicklung des Klienten in den Vordergrund gestellt werden.

Bei dieser Art der Beratung sind angeblich schneller als bisher Erfolge sichtbar. Aber kann man diese Ergebnisse auch als anhaltenden Erfolg bezeichnen? Im körperlichen Bereich wäre das wie bei einem Patienten, der mit einer Wunde kommt; die Wunde wird einfach verbunden und man guckt nicht danach, ob das Bein gebrochen, die Wunde infiziert, kleine Steinchen darin enthalten sind usw. (das ist auch eine Gefahr bei der Standardisierung.)

Für den Ratsuchenden muss der Beratungsprozess durchschaubar und nachvollziehbar sein. Er muss wissen, mit welchem inhaltlichen Konzept und in welcher Form beraten wird.

Mit der Zusatzqualifikation tragen wir dazu bei, dass, aufbauend auf der Grundqualifikation für Pflegefachkräfte,

- dem Ratsuchenden durchschaubare Leistungen angeboten werden;
- dass Beratung als eigenständige, klar beschriebene Pflegetätigkeit anerkannt wird;
- dass Beratung in der professionellen Pflege durch entsprechende Grundausbildungen qualifiziert wird.

7.4 Beratungskriterien mit Blick auf die professionelle Pflege

Im Verlauf eines Tages gibt es vielfältige Gesprächsanlässe, beruflich und privat; sei es, dass Sie im Krankenhaus nach dem Weg zu einer Station befragt werden oder die Nachbarin erkältet ist und von Ihnen ein paar Tipps möchte. Im letzten Fall stellt sich schon die Frage: *»Bin ich jetzt als Mensch, als Nachbarin oder Pflegefachkraft angesprochen?«* Doch würde diese Klärung etwas an Ihrer Antwort verändern? Wenn Sie sich als Pflegefachkraft angesprochen fühlen, würden Sie der Nachbarin dann eine Rechnung schicken?

Dieser fließende Übergang von einer zwischenmenschlichen Hilfestellung zur professionellen Dienstleistung macht es manchmal schwer, eine Grenze zu ziehen. Das betrifft jedoch viele Dienstleistungsberufe, nicht nur die professionelle Pflege.

Alltagssprachlich ist der Begriff »Beratung« sehr ungenau und wird für »Auskunft erteilen«, »Ratschläge geben« oder auch »Überreden« verwendet. Es wird auch oft nicht unterschieden zwischen Unterweisung, Erziehung, Beratung und Therapie.

Gerade bei der Unterscheidung zwischen Beratung und Therapie gehen die Meinungen insofern auseinander, dass manche Forscher und Praktiker die Begriffe synonym verwenden und andere wiederum bewusst unterschiedlich interpretieren. Therapie ist in der Regel formell, das heißt an Ort, Zeit und Struktur gebunden und wird meist von Therapeuten ausgeführt, die durch ihre spezifische Ausbildung einer bestimmten Therapierichtung angehören. Manche Therapeuten sind in Beratungsfeldern tätig, weil der Begriff »Therapie« für manche einen negativen Beigeschmack hat und sich angeblich mit »Beratung« in deren Augen mehr Geld verdienen lässt.

Nachfolgend zwei Definitionen, um sich dem Begriff der professionellen Beratung etwas anzunähern:

1) »*Beratung bedeutet allgemein die wissenschaftlich fundierte Klärung und Beeinflussung menschlichen Verhaltens mit dem Ziel der Behandlung und Prophylaxe von Fehlentwicklungen. Dazu werden wissenschaftliche Erkenntnisse der Psychologie, Soziologie, Medizin oder Pädagogik in der Praxis genutzt.*« (vgl. *Bommert, Plessen* 1978:11f.)
Hier wären noch die Pflegewissenschaften zu ergänzen.

2) »*Beratung ist ein gezieltes und kontrolliertes fachliches Vorgehen einer zur Beratung legitimierten und somit kompetenten Person, das die Aufhebung der Ratlosigkeit, von Problemen und Konflikten durch methodische Interaktion anzielt.*« (vgl. *Giese, Melzer* 1974:126)

Auf die professionelle Pflege übertragen: Der Pflegeprozess ist ein gezieltes und kontrolliertes fachliches Vorgehen einer zur Pflege legitimierten und somit kompetenten Person, das die Aufhebung der Ratlosigkeit bei Gesundheitsproblemen durch methodische Interaktion und fachliche Anleitung anzielt.

Da jeder Schritt des Pflegeprozesses von einer anderen Kommunikationsform begleitet ist, kann man den gesamten Pflegeprozess als Beratungsprozess bezeichnen. Das Ziel ist, dem Ratsuchenden ganz konkret bei körperlichen Beschwerden zu helfen und psychische Unterstützung geben zu können. Es bietet sich an, die Struktur des Pflegeprozesses als Struktur für das Beratungsgespräch zu übernehmen.

Beratungsempfänger können sowohl Gruppen als auch Einzelpersonen sein. Als Einzelperson kommt generell jeder Mensch in Frage ob als Patient, als Angehöriger etc.
Für die ganzheitliche Gesundheitsberatung einer Pflegefachkraft kommen beispielsweise folgende Zielgruppen in Frage:

- jeder Mensch
- Personen mit speziellen Krankheitsbildern z. B. Diabetes, Stoma
- Angehörige
- Pflegebedürftige mit Angehörigen zusammen
- Institutionen, die an Prävention interessiert sind oder herangeführt werden sollen, Kindergarten, Schulen, Betriebe etc.

Institutionen, die auch zu beraten haben, wie Krankenkassen, Behörden, Versicherungen, beschränken sich meist auf die Informationsweitergabe, wie z. B. welche Leistungen man beantragen kann, wie das Formular auszufüllen ist, welche Unterlagen man einzureichen hat. Obgleich die Information dem, der sie erhält, durchaus weiterhelfen kann, ist ganzheitliche Beratung mehr, als eine Auskunft zu geben.

Die Sprache der Information, auch als Werbung bezeichnet, ist am Anderen als Kunde interessiert und beinhaltet nur eine Weitergabe von Fakten. Die Sprache der Kommunikation ist am Anderen als Mensch interessiert und möchte ihn verstehen. Verstehen heißt, das Erzählte intellektuell nachvollziehen zu können und zu prüfen, ob man es richtig verstanden hat. Erst, wenn ich den andern richtig verstanden habe, kann ich ihn auf seine individuelle Situation bezogen beraten. Verstehen darf nicht verwechselt werden mit »zustimmen«, »für gut befinden« oder »mitleiden«.

Ein ganzheitliches Beratungsgespräch ist ein vielschichtiges und facettenreiches Phänomen, bei dem man verschiedene Interventionen einzeln oder auch kombiniert einsetzen kann, wie z. B.

- Herausfinden des Problems
- Bewusstmachen von Fähigkeiten und Ressourcen
- Besprechen möglicher Zielsetzungen
- Vermitteln von Informationen
- Erteilen direkter Anweisungen
- Anleitung zur Verhaltensänderung
- Hilfen zur Problemlösung
- Überblick über verschiedene Maßnahmen
- Unterstützung bei der Planung der Veränderung

Zu jeder Intervention gibt es vielfältige Methoden aus der Kommunikationspsychologie. Die Wahl der Intervention hängt von der aktuellen Situation, vom Ratsuchenden, dem Kontext und vom jeweiligen Problem ab.

Beratung ist eine soziale Interaktion mit fünf Merkmalen

1. Eine Person, die Hilfe sucht
2. Eine Person, die helfen will

3. Eine Person, die auch dazu in der Lage ist (evtl. durch Ausbildung oder aufgrund der Beziehung oder beides)
4. Eine Situation, ein Umfeld, die es erlauben, Hilfe zu geben bzw. Hilfe zu erhalten
5. Eine bewusst strukturierte Vorgehensweise seitens des Beraters.

Wenn ein »hilfloser Helfer« (*Schmidbauer*) hilft, wird Punkt 1 übergangen, Punkt 2 steht im Mittelpunkt, Punkt 3 kann zutreffen, ist aber meist fraglich, Punkt 4 wird nicht wahrgenommen, Punkt 5 kann zutreffen, ist aber unwahrscheinlich, da diese Menschen die Bedürfnisse anderer meist nicht wahrnehmen können, eben nur ihre eigenen.
Für den professionellen Berater heißt das, um nicht in die Falle zu tappen, ständig an sich zu arbeiten.

Das Menschenbild der ganzheitlichen Beratung in der Pflege geht vom klientenzentrierten Ansatz nach *Rogers* aus und erweitert den Ansatz um das generalistische Pflegefachwissen der derzeitigen Ausbildung. Es integriert spezielles Fachwissen, das sich zahlreiche Pflegefachkräfte meist aus Eigeninitiative angeeignet haben. Beispiele dafür sind u. a. Aromatherapie, Fußreflexzonenmassage, Wickel und Auflagen, Phytotherapie.

Durch diese pflegespezifische Kombination von Fachwissen, sozialer Kompetenz und reflektierter Erfahrung ist es möglich, den Menschen ganzheitlich im hier beschriebenen Sinne zu beraten und ihm zu helfen. Es ist meine Überzeugung, dass eine Pflegefachkraft, die wie selbstverständlich in ihrer beruflichen Tätigkeit ständig mit Krisensituationen umzugehen hat, z. B. nach zwei Jahren Berufstätigkeit eine Lebenserfahrung von mindestens vier Jahren gewonnen hat, wenn sie den Arbeitsalltag reflektiert. Um reflektieren zu können, braucht man Zeit und gedankliche Strukturen als Methode. Dazu kann eigenständig das gsh-Kontinuum eingesetzt werden. Um diesen Reflexionsprozess bei den Mitarbeitern zu unterstützen, wird in manchen Einrichtungen Supervision und ähnliches angeboten.

Gründe für eine Beratung oder Gesprächsanlässe können körperliche Beschwerden, Interesse an gesunder Lebensführung, seelisches Unwohlsein und ähnliches sein. Pflegefachkräfte kennen die Situation, dass sich der Patient als Ratsuchender mit einem unbestimmten Gefühl an sie wendet. Mit der Klarheit des ganzheitlichen Menschenbildes und der Beratungskompetenz kann die Pflegefachkraft jetzt dem Patienten helfen, sich selbst zu erforschen und vielleicht psychosomatische Zusammenhänge zu erkennen. So kann aus dem nebulösen Gefühl, z. B. in einer Sackgasse zu stecken, eine Perspektive entstehen, wie man mit dieser Situation zurecht kommen könnte; eine Voraussetzung für die Selbstbestimmung.

Beispiel: Herr X. hatte sich eine Schulterfraktur zugezogen. Diese wurde medizinisch versorgt und die Heilung nahm einen normalen Verlauf. Ein halbes Jahr später übersah Herr X eine Treppenstufe und brach sich den linken Knöchel. Für alle Freunde und Bekannte war das nur ein somatisches Handicap oder eben Ungeschicklichkeit. In einem Gespräch mit einer Pflegefachkraft fühlte er sich als Mensch mit seinen Problemen gut verstanden, begann dann selbst über sich nachzudenken und entdeckte, dass er anscheinend nicht die notwendige Flexibilität, Elastizität und Biegsamkeit – ähnlich den Übungen im Tai Chi (ein selbsterzeugter Vergleich) – hatte, um sich der persönlichen Weiterentwicklung und Veränderung zu stellen. Somit hatte er zu seiner eigenen Wahrheit gefunden. Aus dieser Erkenntnis heraus gewann er neue Tatkraft, bewältigte seine Krise und besuchte Tai Chi-Kurse.

Es ist unerheblich, ob ein objektiver Tatbestand zur Erklärung für diesen Zusammenhang nachgewiesen werden kann. Die selbst erarbeitete Deutung der persönlichen Situation eröffnet dem Menschen neue Sinnperspektiven und setzt Energien frei. An dieser Stelle beginnen die Selbstheilungskräfte.

Die beschriebene Form der ganzheitlichen Beratung unterstützt den Bewusstwerdungs- und Heilungsprozess bei dem Ratsuchenden, weil die Beraterin davon ausgeht, dass der Mensch generell dazu in der Lage ist, seine Probleme und Fähigkeiten selbst zu erkennen und sich auch selbst zu regulieren. Diese Selbstkompetenz kann zeitweise verschüttet oder auch noch nicht ausgebildet sein. Daher ist es eine Aufgabe der Beraterin, dies entwickeln zu helfen oder neu zu beleben.

Ganzheitliche Beratung recht verstanden ist eine Hilfestellung, bei der die Verantwortung für die Lösung von Anfang an beim Ratsuchenden bleibt. Das resultiert daraus, dass der Berater ihn als gleichberechtigten und für sein Leben kompetenten Partner ansieht. In dieser Atmosphäre können Erkenntnisse hervorgebracht werden, die einen Lernprozess in Gang setzen, der auf einer kognitiv-emotionalen Einsicht basiert und daher mit hoher Wahrscheinlichkeit von Erfolg gekrönt sein wird.

Dieses Beratungsverständnis, dessen Kern die zwischenmenschliche Beziehung mit kooperativer Haltung seitens des Beraters bildet, ist bisher bevorzugt im Bereich psychologisch-pädagogisch-sozialer Arbeit zu finden. Genau diese persönliche Einstellung ist auch in der professionellen Pflege in Verbindung mit dem Fachwissen über Gesundheit und Krankheit vorhanden. Die Anwendung des Pflegeprozesses bezieht das Erfahrungswissen des Patienten als wichtigste Ressource mit ein.

Entsprechend des gsh-Kontinuums berücksichtigt der Berater nicht nur das Verhalten und die Handlungen des Ratsuchenden, sondern ebenso dessen Fühlen und Denken. Ein Ziel oder mehrere werden im Gespräch herausgearbeitet. Während des Beratungsprozesses bemüht sich der Berater von Anfang an, die Anschauungen und Gefühle des Ratsuchenden einfach wahrzunehmen und nicht nach den eigenen Normen zu bewerten. Es geht darum, den Ratsuchenden in **seiner** Welt verstehen zu wollen. Einfühlendes Verstehen heißt, sich von seinen eigenen Betrachtungsweisen zu lösen und auf die des Klienten umzuschalten.

Der Beratungsvorgang unterliegt dem Gebot der Vertraulichkeit und Schweigepflicht. Die besondere Art des Kontakts besteht darin, dass die Situation des Ratsuchenden den Mittelpunkt bildet. Das erfordert beim Berater die Fähigkeit, sich zurücknehmen zu können, ohne sich benachteiligt zu fühlen. Diese soziale Kompetenz ist auch erforderlich, um den Pflegeprozess korrekt durchführen zu können.

Die ganzheitliche Beratung entsprechend des gsh-Kontinuums enthält keine Botschaft, die dem anderen aufgezwungen werden soll, sondern sie verhilft dazu, die eigene Botschaft zu entdecken und zu leben. Ein guter Berater glaubt an das Gute im Menschen und unterstellt nicht seine eigenen Werte. Generell muss er Menschen mögen. Voraussetzung ist die Annahme, der Mensch sei lernfähig und habe die Kraft, sich selbst zu verändern. Er kann also Fertigkeiten erlernen, um besser mit leidvollen Situationen umgehen zu können und Veränderungen herbeiführen.

Zum Abschluss ein kurzes Beispiel. Die Bewertung nehmen Sie bitte selbst vor!
Ein Patient in einer Reha-Klinik, der ein Herz-Kreislauftraining absolvierte, stellte dem Arzt die Frage:
»*Was passiert, wenn ich im Laufe des Programms krank werde?*«
Antwort des Arztes: »*Tragen Sie es einfach in Ihren Trainingsplaner ein. Wenn Sie das Programm wieder fortsetzen können, vermerken Sie es ebenfalls dort.*«

7.5 Projektbericht: Beratungsgespräch mit einem 12-jährigen Mädchen mit Übergewicht und seiner Mutter (Simulation)

Marion Busch

> Im folgenden Beispiel hat Marion Busch die theoretischen Anforderungen an ein ganzheitliches Beratungsgespräch für die Praxis umgesetzt. Es zeigt deutlich, dass dadurch die Lebensqualität wesentlich gebessert werden kann, das Lebensgefühl freudiger und gelöster wird und obendrein noch Kosten kurz- und langfristig gespart werden können.

Einleitung
Übergewicht ist ein Dauerthema, das uns täglich in allen Medien begegnet. Es führt zu schwer wiegenden Folgen für die Gesundheit von Erwachsenen. Die Ursache beginnt aber viel früher. Die Zahl der übergewichtigen Kinder und Jugendlichen steigt im Zeitalter von Fastfood-Ernährung, eng gekoppelt mit Bewegungsmangel, rapide an und damit auch das Risiko für das Entstehen ernährungsbedingter Erkrankungen. Diesen betroffenen Personen und ihren Familien möchte ich durch intensive Beratung und Begleitung in ihren jeweiligen Problematiken unter ganzheitlichen Aspekten meine Kenntnisse und Erfahrungen weitergeben.

Telefonischer Erstkontakt
Für den telefonischen Erstkontakt liegt in meinem Büro griffbereit mit Stift der Beratungsantrag neben dem Telefon. Er beinhaltet Name, Adresse, Telefon, Anlass des Anrufes, Beschwerden, Besonderheiten, Terminvereinbarung und sonstige Absprachen. Nach Möglichkeit fülle ich den Beratungsantrag während des Telefonats aus bzw. ergänze danach.

Frau Ley ruft an und erzählt mir, dass sie meinen Handzettel bei einem Kinder- und Jugendmediziner mitgenommen hat und sie sich von meinem Beratungsangebot angesprochen fühlte. Mit ihrer Tochter Lara war sie zur Untersuchung und Beratung bei dem Arzt, weil Lara extrem übergewichtig sei und sich immer weniger zu irgendetwas »bewegen« ließe. Der Arzt habe nur wenig Zeit gehabt und bemerkt, dass Lara ca. 10 kg abnehmen müsse und eine Familienkur in einer Fachklinik, die sich mit Ernährungsproblemen beschäftigt, angeraten.

Frau Ley fragt mich, ob ich ihr bzw. Lara bei der ambulanten Umsetzung des Problems behilflich sein könnte, weil Lara nicht in eine Fachklinik zur Kur möchte. Zunächst bestärke ich sie in ihrem Schritt, etwas für und mit Lara ändern zu wollen, dass ich beiden gerne helfe und sie auf diesem Weg begleiten möchte und dass sie bei mir an der richtigen Adresse ist. Ich vereinbare mit ihr einen ersten Beratungstermin in vier Tagen, nehme alle relevanten Daten auf, wiederhole nochmals den Termin sowie meine Adresse und frage, ob sie weiß, wo meine Beratungspraxis ist. Bevor ich mich von ihr verabschiede, bitte ich sie, bis dahin zusammen mit Lara eine möglichst genaue Übersicht über Laras Tagesablauf und die Ernährungs- und Lebensgewohnheiten aufzuschreiben.

Erstes Beratungsgespräch
Es versteht sich von selbst, dass ich meine Beratungsgespräche in einer auch räumlich angenehmen Atmosphäre führe, mich selbst wohl fühle, pünktlich bin, genug Zeit habe (anschließende Termine nicht eng plane) und gut vorbereitet bin. Dazu gehört der Beratungsantrag, Karteikarte, Broschüren/Literatur zu dem

Thema sowie weiterführende Informationsmaterialien. Ich begrüße Frau Ley und Lara mit Namen, stelle mich vor und freue mich, dass sie den Weg zu mir gut gefunden haben. Anschließend bitte ich beide, Platz zu nehmen.

M.B.: Mein Name ist Marion Busch, ich bin Kinderkrankenschwester und Beraterin für ganzheitliche Gesundheitspflege und Naturheilkunde und möchte Ihnen, bevor wir zum eigentlichen Gespräch kommen, einen Überblick über den Gesprächsablauf geben und die Honorarkosten besprechen.
(zu Lara gewandt): *Lara, deine Mutter hat mir am Telefon schon ein bisschen erzählt, um was es geht. Anhand deiner mitgebrachten Aufzeichnungen würde ich gern mit dir gemeinsam deine Ernährungs- und Lebensgewohnheiten besprechen. Bitte erzähle mir, wenn Du magst, wie Du dich fühlst und wie Dein Tagesablauf normalerweise aussieht.*

Lara bekommt deutliche Gesichtsröte, sie reibt sich die Hände und schweigt zuerst. Nach einer Weile setzt sie zum Reden an und gleichzeitig kullern die Tränen über ihr Gesicht.

Lara: *Ich bin so unglücklich über meine Figur, wie ich mit den »Rettungsringen« aussehe ...*
Zur Zeit gehe ich in die sechste Klasse eines Gymnasiums und fühle mich dort mit meinen Freundinnen sehr wohl. Das ändert sich meistens jeden Tag, sobald ich zuhause bin, weil ich seit meiner Grundschulzeit den ganzen Nachmittag allein bin. Den Weg zur und von der Schule nach Hause fahre ich mit dem Fahrrad. Das sind 3,5 Kilometer.

M.B.: *Das ist ja prima, dann hast Du regelmäßiges Training und auch sicher großen Hunger nach so einem anstrengenden Vormittag in der Schule?*

Lara: *Das kann ich laut sagen! Häufig hole ich mir ein fertiges Gericht aus dem Schrank oder aus dem Tiefkühlschrank und mache es mir in der Mikrowelle warm. Zum Essen trinke ich meistens ein Glas Limo und danach mache ich meine Hausaufgaben. Wenn ich dann zwischendurch keine Lust mehr zum Weitermachen habe, mache ich eine Pause. Dann hole ich mir etwas Süßes oder Chips oder so und spiele am Computer oder schaue fern, um mich ein bisschen abzulenken. So um Viertel nach Fünf kommt meine Mama dann von der Arbeit nach Hause.*

Beide, Lara und ihre Mutter machen einen betroffenen, traurigen Eindruck auf mich nach diesen ersten Äußerungen von Lara. Anschließend gehen wir noch meine weiteren anamnestischen Fragen durch, wie Geburtsdatum von Lara, familiäres und soziales Umfeld, Krankheiten, bisherige Entwicklung (insbesondere Gewichtsentwicklung) und Lebensgewohnheiten. Dabei erfahre ich, dass Lara 12

Jahre alt ist (sie wirkt von ihrer Größe und Statur wie eine 16-Jährige) und dass beide Elternteile seit der Kindergartenzeit ganztägig berufstätig sind. Herr Ley ist seit ca. drei Jahren psychisch krank und mittlerweile erwerbsunfähig, die Eltern leben seit einem guten Jahr getrennt. Frau Ley beschreibt ihre Tochter schon immer als pummelig, bis zu ihrer Einschulung hätte sie die Ernährungs- und Gewichtsentwicklung »im Griff« gehabt. Seitdem eskaliere das Gewicht, bei einer Blutuntersuchung seien bereits erhöhte Cholesterinwerte festgestellt worden und Lara würde sich immer mehr zurückziehen, in der Freizeit kaum noch was mit anderen Jugendlichen unternehmen.

M.B. (zu Lara): *Du bist selbst unzufrieden mit Deiner Situation und möchtest gerne etwas ändern?*
Lara: *Ja.*
M.B.: *Lara, was ist denn Dein größter Wunsch?*
Lara: *Ich möchte gerne abnehmen, ohne meine Rettungsringe herumlaufen und wie meine Freundinnen bauchfreie T-Shirts anziehen.*
M.B. (zu Lara): *Das kann ich mir gut vorstellen! Würdest du denn gern auch etwas dazu tun?*
Lara: *Ja, natürlich!*
M.B.: *Dann such' bitte mal aus den Lebensmittelkarten hier diejenigen Nahrungsmittel heraus, die Du gerne magst und nicht magst und vielleicht auch nicht kennst?*

Lara nimmt die Karten und bildet zwei Stapel, sie verzieht dabei manchmal das Gesicht.

Lara: *Die Sachen hier mag ich weniger und am Liebsten esse ich Süßigkeiten, Pommes und Würstchen oder Hamburger.*

Lara's Mutter schaltet sich ein.

Frau Ley: *... und dazu Cola oder Limo. »Gesunde« Sachen lehnt sie ab, von Rosenkohl und Spargel ist sie gar nicht begeistert. Hier können Sie sehen, was sie in den letzten Tagen alles »gefuttert« hat.*

Mit einem ratlosen Blick schaut sie mit mir und Lara in die Tagespläne. Ich gebe einen ersten Überblick über Lebensmittel, Nährstoffe, Fette und den Zusammenhang von Ernährung, Bewegung und Wohlbefinden.

M.B.: *Das heißt konkret für sie, keine Kalorien zählen, keine Diät, sondern langfristige Ernährungsumstellung und regelmäßige Bewegung, vielleicht noch etwas* *zusätzlich zum Fahrradfahren, sind wichtig für jeden Menschen, auch für Dich und Deine Mutter.*

Lara wird offener und erzählt mir, dass sie schon mal für eine kurze Zeit mit ihrer Freundin Lisa im Verein Badminton gespielt hat. Sie hat es nach drei Monaten wieder aufgegeben, weil sie sich so sehr verausgabt hat und dann keine Lust mehr hatte weiterzuspielen.

M.B.: *Hast du auch schon andere Sportarten ausprobiert?*
Lara: *Nein, andere Sportarten kenne ich nur vom Schulsport. Ich gehe aber gerne schwimmen und würde auch gerne mal Handball spielen.*
M.B.: *Toll, Lara! Bei Deiner Größe kann ich mir das richtig gut vorstellen und große Personen werden im Handballverein gesucht. Kennst du einen Verein?*
Lara: *Eine Klassenkameradin ist im Nachbarort im Training. Sie kann ich fragen, ob ich mit ihr hingehen kann.*

Gemeinsam gehen wir die mitgebrachten Ernährungsprotokolle der letzten Tage durch, hauptsächlich unter dem Aspekt der ausgewogenen Ernährung. Wir besprechen anhand der Ernährungspyramide die Vorzüge einer Vollwertkost und dass sich Lara damit satt essen kann, ohne ein schlechtes Gewissen zu haben und sie sich damit fit fühlen wird. Lara findet unter meiner Anleitung selbst heraus, dass sie bestimmte Nahrungsmittel wie Nudeln, Brot und Obst auch weiterhin essen darf.

M.B.: *Meinst Du Lara, dass dies vielleicht was für Dich ist?*
Lara: *Ja, dass kann ich mir vorstellen. Ich würde gerne ab und zu mit meiner Mutter am Nachmittag einkaufen gehen und dann kochen und gemütlich essen.*

Zusammen erläutern wir die ersten Schritte (versteckte Fette meiden, Speisenzubereitung, viel Rohkost und Obst, Mineralwasser und Tee trinken, denaturierte Kohlenhydrate stark einschränken) zur Ernährungsumstellung und stellen einen kleinen Bewegungsplan auf (jeweils einmal pro Woche Handballtraining und Schwimmen, Einkaufen, Freundinnen besuchen sowie sonstige Fahrten nach Möglichkeit mit dem Fahrrad).
Mutter und Tochter machen einen erleichterteren Eindruck auf mich als zu Beginn der Beratung. Frau Ley bekundet auch in eigenem Interesse eine Änderung der Lebensgewohnheiten.

M.B.: *Hast Du, Lara, und Sie, Frau Ley, noch Fragen, ist Ihnen beiden im Moment noch etwas unklar?*
Lara: *Nein!*

Frau Ley: *Nein, momentan nicht! Ich bin gespannt, wie wir beide mit Ihren Vorschlägen zurechtkommen.*
M.B.: *Jetzt kommen wir zum Abschluss unseres ersten Gespräches und ich möchte Ihnen mit auf den Weg geben, dass sie beide mich zu meinen Sprechzeiten gerne zwischendurch anrufen können, falls sie reden wollen oder auch Fragen haben.*

Dann händige ich Informationsmaterialien und Rezeptvorschläge zum Ausprobieren aus, vereinbare einen Termin in zwei Wochen und verabschiede mich von Lara und ihrer Mutter.

M.B.: *Bis dahin wünsche ich Ihnen ein gutes Gelingen, auf Wiedersehen.*

Zweites Beratungsgespräch
Heute wirken beide bei ihrer Ankunft in meinem Büro entspannter als beim letzten Mal. Lara berichtet mir gleich zu Anfang, dass sie schon ein halbes Kilogramm abgenommen hat und dass sie jetzt Mitglied im Handballverein ist. Lara und ihre Mutter haben von sich aus ein Tagesprotokoll der letzten 14 Tage weitergeführt und wir besprechen es gemeinsam, ich gebe weitere Anregungen. Ich frage Lara, wie sie sich fühlt und was sie geändert hat. Bereitwillig erzählt sie, dass sie sich gut fühlt und es ihr Spaß macht mit ihrer Mutter gemeinsam »bewusster« einzukaufen und zu kochen. Sie waren sogar schon im Schwimmbad. Zusammen schauen wir uns heute den Film »Gesund & Fit durch Vollwertkost« an und reden im Anschluss darüber. Auf Wunsch von Lara und Frau Ley verabreden wir noch ein weiteres Beratungsgespräch in einem Monat in der Familie zur praktischen Anleitung zuhause (Regale gemeinsam durchschauen, Speisenzubereitung etc.).

Letztes Beratungsgespräch und praktische Anleitung in der Familie
Lara öffnet mir zu unserem gemeinsamen Termin die Tür und bittet mich herein. Sie strahlt und erzählt mir gleich, dass sie ein weiteres Kilogramm abgenommen hat und sie sich schon viel besser fühle. Frau Ley bereitet in der Küche gerade einen Obstsalat für uns zu. Sie fragt mich, was ich zum Süßen der Früchte empfehle, bislang hätte sie immer ca. ein Esslöffel Zucker dem Obstsalat zugegeben. Ich schlage vor, anstatt Zucker den Früchten Nüsse, Kokosraspeln, Rosinen und einen Schuss reinen Fruchtsaft (kein Konzentrat oder Fruchtsaftgetränk) zuzufügen. Lara holt die genannten Beigaben aus dem Schrank heraus und »assistiert«, anschließend genießen wir gemeinsam den fruchtigen Salat. Wir sind alle begeistert von dem guten Geschmack und unterhalten uns über die letzten vier Wochen, über Erfahrungen, die gemacht wurden und klären Fragen, die aufgetreten sind. Hier zeigt sich, dass Lara und Frau Ley (auch sie hat schon ihr Gewicht leicht reduzieren können) schneller und einfacher mit ihrem »neuen Alltag« zurechtkommen, als sie selbst es vermutet hatten. Auch das besprochene Bewegungsprogramm nehmen beide gut an. Zusammen gehen wir in die Küche und schauen uns

die bisher verwendeten Lebensmittel in den Regalen und Schränken genauer an. Ich informiere über verschiedene Speiseöle, Lebensmittellagerung, Zusatzstoffe und wir sortieren aus. Lara schreibt einen Einkaufszettel mit meinen Vorschlägen an wertvollen Grundnahrungsmitteln. Anschließend bereiten wir einen Brotaufstrich gemeinsam zu und kosten ihn.
Zum Abschluss empfehle ich zwei Bücher, die ich zur Ansicht mitgebracht habe (Die typgerechte Ernährung / Wie dicke Kinder abnehmen können). Diese Bücher informieren gut über weitere Ernährungsumstellung, motivieren und enthalten einige Rezeptvorschläge. Lara und Frau Ley bedanken sich bei mir und wir verabschieden uns voneinander mit dem Hinweis, dass sie sich bei Fragen jederzeit an mich wenden können.

Fazit und Ausblick

Die Beratung von Lara und ihrer Mutter war über den gesamten Zeitraum effektiv für alle Beteiligten und ist nicht nur an Laras bisheriger Gewichtsabnahme abzulesen. Es ist mir gelungen, ohne den erhobenen Zeigefinger deutlich zu machen, wie wichtig die Ernährungsumstellung und ein individuelles und leistbares Bewegungsprogramm für die langfristige Entwicklung von Lara ist. Lara selbst hat sich in den sechs Wochen zwischen Beratungsanfang und -ende von einem wenig selbstbewussten, introvertierten Mädchen zu einem deutlich offeneren und nach vorne schauenden Mädchen entwickelt und sie konnte durch die positive Begleitung und Unterstützung durch ihre Mutter diese Schritte gehen.
Natürlich ist nicht immer die Beratungssituation, besonders in der Arbeit mit Kindern und Jugendlichen, so gradlinig und fruchtbar wie im geschilderten Fall. Aber mit der Haltung, die betroffene Person in die Entwicklung von Lösungsstrategien einzubeziehen, können wesentlich mehr Erfolge verzeichnet werden, als durch ein vorgegebenes Konzept. Zum Abschluss unserer Gespräche war nicht mehr die Rede davon, dass Lara und Frau Ley (wie vom Arzt vorgeschlagen) den stationären Aufenthalt in einer Fachklinik für Ernährungsstörungen in Erwägung ziehen. Zur weiteren ambulanten Unterstützung habe ich die Kontaktaufnahme zur psychosozialen Beratung bei dem in Frankfurt/Main ansässigen Verein »Balance« (Beratung und Therapie bei Essstörungen) empfohlen, entsprechendes Informationsmaterial habe ich ausgehändigt.

Ziel meiner Gesundheitsberatung war und ist es, die Betroffenen an eine gesunde Lebensweise heranzuführen, sie für diese zu motivieren und Hilfe zur Selbsthilfe zu geben.
Hier eröffnet sich eines der vielen möglichen Aufgabengebiete einer Kinderkrankenschwester mit der entsprechenden Zusatzqualifikation.

Literatur

Seminarunterlagen der Zusatzqualifikation »Berater/in für ganzheitliche Gesundheitspflege und Naturheilkunde«.

Schulz von Thun, F.: Miteinander reden, rororo Reinbek 1990

Weber, M.; Küllenberg, B.: Die typgerechte Ernährung, Südwest Verlag München 1996

8. Vorbereitungen für eine freiberufliche Tätigkeit

Die nachfolgenden drei Projektberichte zeigen konkret und praktisch, wie man sich auf eine freiberufliche Tätigkeit vorbereiten kann. Manche kamen schon mit dieser Vorstellung in die Zusatzqualifikation, manche bekamen diese Idee während des Kurses. Gemeinsam ist allen, eine geplante und strukturierte Vorgehensweise. Da bei der jetzigen Gesetzeslage in Deutschland, sich jeder – auch nach einem Fernkurs oder Wochenendkurs – mit Gesundheitsberatung freiberuflich betätigen kann, halte ich es für wichtig, dass Pflegefachkräfte in diesem Markt auch ihre Leistungen anbieten. Dann wird vielleicht ein gewisser Wildwuchs reduziert, weil sichtbar wird, welche qualitativ hochwertigen Leistungen Pflegefachkräfte in die Gesellschaft einbringen. Diese drei Arbeiten zeigen ganz deutlich, dass es zahlreiche Ansatzmöglichkeiten dafür gibt. Mit einem selbstzusammengestellten Curriculum, das in der Länge einem Studium gleichkommt, haben Sabine Urban, Sabine Pulino und Barbara Schwarz ihr Krankenpflegefachwissen erweitert und sind erfolgreich den Schritt in die Freiberuflichkeit gegangen.

8.1 Projektbericht: Strukturierte persönliche Neuorientierung und Karriereplanung

Sabine Urban

In dieser Arbeit beschreibt Sabine Urban, wie Sie sich nach der Zusatzqualifikation auf ihre freiberufliche Tätigkeit vorbereitet hat, die sie inzwischen seit 3 Jahren durchführt.

Vorüberlegungen

Gibt es Gründe, ein sicheres Angestelltenverhältnis zu verlassen? Das bedeutet unter anderem auf ein regelmäßiges Einkommen, bezahlten Urlaub, bezahlte Ausfallzeiten, bezahlte Fortbildungsangebote und Leistungen für ein Leben nach der Berufstätigkeit zu verzichten. Viele Kollegen und Kolleginnen sind bei privaten Anbietern beschäftigt, so dass eine Anstellung direkt mit der Auftragslage verbunden ist. Eine hundertprozentige Sicherheit besteht also nicht. Die Berufszufriedenheit, die Lust und die Kraft, den Beruf über längere Zeit auszuüben verliert sich häufig, weil notwendige Anpassungen an neue pflegerische Erkenntnisse nicht stattfinden oder im engbemessenem Zeitrahmen nicht umgesetzt werden können.

Die Entscheidung, sich selbstständig zu machen, kann mehrere Gründe haben:

- Keine dem Berufsverständnis und der Ausbildung angemessene Anstellung
- Auslaufende Zeitverträge

- Der Wunsch, den Beruf sinnvoll ausüben zu wollen
- Die Lust, eigenverantwortlich und auf eigene Rechnung zu arbeiten
- Die Entdeckung einer Marktlücke
- Die Notwendigkeit, die eigene Berufsgruppe zu unterstützen
- Persönliche und professionelle Reife, die nicht mehr mit den Erwartungen der Organisation, des Arbeitgebers oder des Krankenhauses in Einklang mit der eigenen Haltung zu bringen sind
- Das eigene Verständnis von professioneller Pflege, das nicht mehr in den Arbeitsalltag der Pflegegruppe, des Teams oder der Station zu bringen ist, weil es über das allgemeine Verständnis hinausgeht und nicht mehr passt ...

Vorgehensweise
Mit dem Wissen um die gesundheitspolitische Situation und die oft noch weitverbreitete Meinung, » pflegen kann jeder«, bedarf es neben der Lust und Euphorie auch Mut, Disziplin und einer fundierten Planung. Die gedankliche Auseinandersetzung mit dem Thema, macht es erforderlich, sich der Umsetzung strategisch zu nähern. Für die planerische Arbeit eignet sich der kybernetische Regelkreis (nach Vester), der im Krankenpflegeberuf als Pflegeprozess ein bewährtes Werkzeug geworden ist:

- Informationssammlung
- Fähigkeiten
- Probleme
- Zielformulierung
- Maßnahmenplanung
- Evaluation

Informationssammlung
Gedanken über das eigene Menschenbild, Berufsverständnis und Berufsaufgaben stehen am Anfang der Informationssammlung. Fragen wie: Was steht im Mittelpunkt meines pflegerischen Handelns, wie nehme ich andere Menschen wahr, kann ich der ICN (International Council of Nurses) und WHO-Definition folgen oder habe ich andere Grundsätze? Fragen, zum eigenen Verständnis des Berufsbildes geben Klarheit über den eigenen Standpunkt:

- Was bedeutet professionelle Krankenpflege für die Gesellschaft?
- Wie definieren sich die Berufsangehörigen selbst?
- Wodurch zeichnet sich die professionelle Krankenpflege aus?
- Ist die professionelle Krankenpflege ein eigenständiger Beruf?
- Was zeichnet die Eigenständigkeit aus?

Die Berufsaufgaben der Pflegefachkräfte für die Bevölkerung sind sehr vielfältig. Sie reichen vom Erkennen der Bedürfnisse, Möglichkeiten und Probleme der Menschen, Planung, Anleitung über das Erkennen des Grades der Pflegebedürftigkeit bis zur Mitwirkung, Begleitung, Zusammenarbeit mit anderen im Gesundheitswesen tätigen Berufsgruppen.

Im theoretischen Bereich gilt es, Pflegemethoden und Pflegetechniken weiterzuentwickeln und zu verbessern. Erfahrungen, Fertigkeiten und Kenntnisse an den krankenpflegerischen Nachwuchs weiterzugeben und Hilfskräfte anzuleiten. Ein weites Feld ist die Fort- und Weiterbildung der Berufsgruppe und die Mitwirkung bei Aus-, Fort- und Weiterbildung anderer Berufe im Gesundheitswesen. Ein wesentlicher Teil der beruflichen Aufgaben ist die Förderung, Unterstützung, Veranlassung und Durchführung der Pflegeforschung. Gespräche mit Kolleginnen in der praktischen Krankenpflege geben Aufschluss über die aktuelle Situation und die Bedürfnisse des Krankenpflegepersonals. Fragen nach Berufszufriedenheit, Teamatmosphäre, Krankenstand und Fortbildungsfrequenz geben ein Bild über den möglichen Bedarf an innerbetrieblichen Seminaren und Beratung. Ein wertvoller Schatz sind Gespräche mit Kolleginnen, die bereits als Beraterinnen tätig sind. Deren gemachte und weitergegebenen Erfahrungen sind ein großer Gewinn und bewahren vor unnötigen Fehlern. Informationen von Menschen, die sich in anderen Berufen selbstständig gemacht haben, sind sehr wertvoll, weil sie oft viel selbstverständlicher damit umgehen.Weitere Erkenntnisse über die Fortbildungsversorgung und Beratungsmöglichkeiten in der Region sind über die Angebote in den Fachzeitschriften zu gewinnen. Eine weitere Methode den Bedarf an Fortbildung und Beratung zu erfahren, ist der Versand eines Rundbriefes. Adressaten sind Einrichtungen des Gesundheitswesen, wie zum Beispiel Krankenhäuser, Alten- und Pflegeheime, ambulante Pflegedienste, Kranken- und Altenpflegeschulen, berufsbildende Schulen und Selbsthilfegruppen. Der Inhalt des Rundbriefes ist die Ankündigung des Seminar- und Beratungsangebotes, versehen mit der Bitte um Rückmeldung bei Interesse.

Fähigkeiten

Um sich der eigenen Fähigkeiten und Stärken bewusst zu werden, bietet sich die Dokumentation und Zusammenstellung der vorhandenen beruflich relevanten Unterlagen an ähnlich einer Bewerbung. Grundlage dafür kann die »Methodik-Kartei für Karriereplanung und berufliche Neuorientierung« von *Bernd Wobser* (Unternehmensberater) sein.

Zu den Leistungsnachweisen gehören Schulzeugnisse, Fachhoch-/Hochschulzeugnisse, Firmenzeugnisse, Praktika, sonstige Zeugnisse, Urkunden. Aber auch eigene Patente, Rechte, Lizenzen oder aktive (Bücher, Aufsätze, Leserbriefe etc.) und passive Veröffentlichungen (so wurde über mich geschrieben) sowie besuchte

Referate, Vorträge, Seminare, Fort- und Weiterbildungen, selbstgehaltene Referate, Vorträge, Seminare und auch Referenzen, Dankesschreiben, Anerkennungen.

Die persönlichen Stärken lassen sich herausfinden durch Stärkenanalyse, spezielle Fähigkeiten, Kenntnisse, Differenzeignung, Psychologische Gutachten, Testergebnisse, aber auch eine Liste von Problemen, an deren Lösung mitgewirkt wurde sowie durch Hobbies, außerberufliche Aktivitäten.

Zum beruflichen Werdegang gehören die Firmen, in denen Sie angestellt waren.

Probleme

Die größte Unsicherheit ist die zukünftige Auftragslage. Im Gegensatz zu einem Anstellungsverhältnis kommt die Arbeit nicht automatisch, sondern es muss sich um sie beworben werden. Das Risiko kann gemindert werden, indem man über einen gewissen Zeitraum zusätzlich als Nebenerwerb Unterricht an Krankenpflegeschulen und in Stationsleitungs-Kursen usw. hält. Man erreicht dadurch einen besseren Überblick über einen eventuellen Bedarf. Die wöchentliche Arbeitszeit kann z. B. halbjährlich oder jährlich um 6–10 Std. reduziert und die selbstständige Tätigkeit ausgebaut werden, bis eine Entscheidung fast von alleine dadurch fällt, dass die Auftragslage zunimmt und die angestellte Tätigkeit auf 0 Wochenstunden reduziert wird.

Ohne Arbeitgeber fällt die Sorge um die persönliche Kranken- und Altersversicherung auf einen selbst zurück. Es ist deshalb notwendigerweise zu klären, ob und bei welcher Versicherungsgesellschaft die Sicherheitsbedürfnisse zufriedengestellt werden. Ratsam ist es, sich die Angebote von mehreren privaten Krankenversicherungen und gesetzlichen Krankenkassen zuschicken zu lassen, um Preis und Leistung in Ruhe miteinander vergleichen zu können. Die Rentenversicherungsanstalt beschäftigt ehrenamtliche Vertrauensleute, die für Fragen der Altersicherung und Berufsunfähigkeit zur Verfügung stehen. Auch hier gibt es die Alternative, sich privat für das Alter und die Berufsunfähigkeit zu versichern.

Die finanzielle Situation ist zu Beginn der Selbstständigkeit sehr unsicher. Es ist noch nicht abzusehen, wie viele Aufträge eingehen und wie die Nachfrage ist. Für den Übergang informiert das Arbeitsamt umfangreich über verschiedene Schritte, die einzuhalten sind, wenn von dort Leistungen in Anspruch genommen werden sollen. Es gibt Existenzgründungsseminare und die Möglichkeit, ein Überbrückungsgeld zu beziehen. Die Voraussetzung dafür ist das Einreichen eines Konzeptes über die selbstständige Arbeit, aus dem die geplante Zukunft hervorgeht, eine Stellungnahme des Steuerberaters und eine einmonatige Arbeitslosigkeit mit dem Anrecht auf Arbeitslosenunterstützung. Für die reibungslose Zusammenarbeit mit dem Finanzamt sollte ein Steuerberater beauftragt werden, um zusätzlichen finanziellen Schwierigkeiten aus dem Weg zu gehen. Die Buchhaltung vereinfacht sich, wenn ein Geschäftskonto angelegt wird.

Zielformulierung
(Hier habe ich bei meiner Planung für mich die passenden Termine festgelegt)
Auftragslage: Es besteht ein zufriedenstellender Arbeitsumfang mit inhaltlich interessanten Themen. Die finanzielle Situation ist gesichert.

Kranken- und Pflegeversicherung: Alle Fragen sind beantwortet. Die Kosten der Versicherungen stehen mit den Leistungen in einem ausgewogenem Verhältnis.

Erwerbs- und Berufsunfähigkeit: Fragen, die die Sicherheit im Alter, bei Erwerbs- und Berufsunfähigkeit betreffen, sind geklärt. Die Ausgaben sind erschwinglich und garantieren ein finanziell unabhängiges Alter.

Überbrückungsgeld: Die aktuelle finanzielle Situation ist gesichert. Es stehen ausreichend Mittel zur Verfügung, um den Firmenaufbau voran zu treiben.

Steuerberater: Die bürokratischen Notwendigkeiten des Finanzamtes übernimmt ein vertrauenswürdiger Steuerberater.

Geschäftskonto: Die Zusammenarbeit mit einem Bankinstitut ist abgesprochen. Es existiert ein Geschäftskonto, das eine übersichtliche Buchführung ermöglicht.

Zielgruppe
Pflegefachkräfte und andere Mitarbeiter im Gesundheitswesen sind eine große Gruppe, die von Fortbildung und Beratung auf dem Gebiet der Gesundheitspflege profitieren können. Daneben sind Selbsthilfegruppen und Schulen, die Gesundheitserziehung im Lehrplan haben oder installieren wollen, ein mögliches Arbeitsfeld. Neben diesen beispielhaft aufgezählten Möglichkeiten gibt es viele weitere, die in Überlegungen mit einbezogen werden (Sportstudios, Kosmetikinstitute, Familienbildungsstätten, Volkshochschulen etc.).

Maßnahmen
Es hat sich bewährt, Maßnahmen unbedingt schriftlich zu planen. Dabei sollten sie genau formuliert und mit einem Datum versehen sein. Dieses Datum steht für den Abschluss des Planungsvorgangs:

- Entwicklung einen Formulars
- Reihenfolge der Maßnahmen festlegen
- Zeitliche Festlegung
- Regelmäßige Überprüfung der Durchführung

- Ausgeführte Maßnahmen abhaken
- Neue Ideen hinzufügen

Nr.	Ideen	Maßnahmen	Bis wann?	✔
1.	Marktanalyse	Briefe an Krankenhäuser Briefe an Altenheime, Sozialstationen, Reha-Kliniken etc.	Datum	
2.	Seminarentwicklung	Konzept erarbeiten		
3.	Vorträge auf Messen	Manuskript erarbeiten		
4.	Kontakt zu schulischen Präventionsmaßnahmen	Aussagekräftige Bewerbung abschicken		
5.	Kontakt zu Verlagen aufnehmen	Artikel verfassen		
6.	freiberufliche Arbeitsverhältnisse in ambulanten und stationären Einrichtungen	Bewerbung		

Evaluation

Ob die Maßnahmen erfolgreich waren, kann leicht an der Anzahl der eingegangenen Anfragen, Vorgespräche und Aufträge erkannt werden. Anfängliche Schwierigkeiten müssen einkalkuliert werden. Um im Gespräch zu bleiben, werden alle Kontakte aufgefrischt und Seminarangebote verschickt. Stellt sich heraus, dass der eingeschlagene Weg nicht das erwartete Ergebnis gebracht hat, kann anhand des Regelkreises analysiert werden, was geändert werden muss.

Ergebnis

Noch gleich im Jahr des Beginns der Freiberuflichkeit kam es zu einer Seminarreihe über einen Zeitraum von fünf Monaten in einem privaten Altersheim. Selbsthilfegruppen waren interessiert an Workshops mit Themen zu naturheilkundlicher Prävention. Ein Messeveranstalter mit gesundheitlichen Inhalten buchte einen Vortrag zum Thema »Möglichkeiten der Phythotherapie«. Im anschließenden Jahr kam es zur Zusammenarbeit mit einer Volkshochschule und einem Familienbildungszentrum. Ein Artikel mit dem Thema »Zusammenarbeiten – Die Bedeutung der Schnittstelle zwischen Küche und Pflege« in der Beilage der Altenpflegefachzeitschrift des Vincentz-Verlages hatte zur Folge, dass der ABC-Verlag um Beiträge zu verschiedenen für die Altenpflege relevanten Themen nachfragte. Seit dem Sommer 2002 besteht eine Zusammenarbeit mit der Wirtschafts- und Sozialakademie Bremerhaven. An diesem Institut werden Mitarbeiter der pflegenden Berufe auf das mittlere Management vorbereitet. Eine weitere Aufgabe ist die Moderation von Qualitätszirkeln und Seminare mit pflegerischen Inhalten für Mitarbeiter der Ambulanten Pflege.

Literatur

Urban, S.: Leitbild für den privaten Pflegedienst »Hand in Hand«.

Wobser, B.: Methodik-Kartei 1998.

gsh-Innovationsteam: »Warum wir zurückblicken müssen.« In: »Die Schwester/ Der Pfleger 1/2000.

Seminarunterlagen der Zusatzqualifikation »Berater/in für ganzheitliche Gesundheitspflege und Naturheilkunde«

8.2 Projektbericht: Konzept und Entwicklungsschritte zur freiberuflichen Tätigkeit

Sabine Pulino

Sabine Pulino beschreibt in ihrer Arbeit, wie sie statt aus der Pflege auszusteigen, »eingestiegen« ist. Dazu hat sie Fortbildungen besucht, sich weiterentwickelt und ihre Entscheidung systematisch vorbereitet und ein eigenes Konzept für die Umsetzung der naturheilkundlichen Pflege entwickelt.

Einleitung

Bevor ich Ihnen mein Konzept vorstelle, möchte ich Ihnen einen kleinen Einblick geben, warum ich mich dazu entschlossen habe in die Selbstständigkeit und somit einen neuen Weg innerhalb der Krankenpflege zu gehen. Als ich 1999 an einem Symposium teilnahm, war ich eine von vielen Intensivfachschwestern, die vielleicht etwas gefrustet waren, jedoch immer noch hochmotiviert und davon überzeugt, dass sich in der Pflege etwas verändern würde. Doch je mehr Zeit verging, desto sicherer wurde ich, dass wir eigentlich nur noch Schritte in eine Richtung machten, die ich nicht als meinen Weg gehen wollte.

Also musste ich, Mutter von 3 Kindern (3,5,6), neben meiner 50%-Stelle auf der Intensivstation, einen Weg finden mich beruflich zu verändern. Auf einem Workshop lernte ich Gisela Blaser kennen, die an der Universitätsklinik Bonn eine naturheilkundliche Pflegeambulanz leitet. Während einer Hospitation sah ich, dass es auch andere Wege in der Pflege geben konnte. Ich erkundigte mich nach verschiedenen Fortbildungsangeboten. Nach genauer Informationssammlung über verschiedene Angebote, entschied ich mich für eine Weiterbildung zur »Fachfrau für Wickelanwendungen und Auflagen« (Annegret Sonn) und für die Zusatzqualifikation »Berater/in für ganzheitliche Gesundheitspflege und Naturheilkunde«. Diese stand unter der Leitung der Reformhausfachakademie, des Deutschen Pflegeverbandes (DPV) und Gabriele S. Herberger (gsh-ganzheitlich sinnvoll handeln) auf deren Hintergrundwissen und Idee diese Ausbildung beruht. Gabriele S. Herberger ist es auch zu verdanken, dass wir die Möglichkeiten zu diesem Buch bekamen. Von daher ist es für mich eine große Freude auch anderen Menschen ein Konzept an die Hand zu geben, auf dessen Basis sie für sich neue Wege finden und vor allem umsetzen können. Bei der Erarbeitung meines Konzeptes musste ich feststellen, dass zur Erstellung, wieder einmal der Regelkreis, den viele als Pflegeprozess kennen, gut anzuwenden war. Er war mir eine große Hilfe in der Entwicklung und Abklärung grundlegender Schritte.

Mein Konzept ist in einer klaren Gliederung gestaltet. Hiermit möchte ich erreichen, dass es auch für andere recht schnell anwendbar ist. Natürlich ist es notwendig sich sehr intensiv mit den einzelnen Punkten und sich selbst auseinander zu setzen. Dies ist notwendig, um sich über seine Ziele im klaren zu werden. Manche Punkte oder Ziele ändern sich, wenn man sich näher mit diesen beschäftigt, was ein wichtiges Zeichen sein kann, dass man vorwärts kommt und nicht stehen bleibt.

Teil 1 Systematische Vorbereitung
Informationssammlung

a) Berufliche Situation
- Fachkrankenschwester für Intensivpflege und Anästhesie
- Fachfrau für Wickelanwendungen und Auflagen
- Beraterin für ganzheitliche Gesundheitspflege und Naturheilkunde
- Berufserfahrung: 14 Jahre
- Veränderung mitgestalten
- Nicht an einem Punkt stehen bleiben
- Neue Wege in der Pflege gehen
- Angst vor dem Zusammenbruch der herkömmlichen Pflege
- Auseinandersetzung mit höheren Institutionen

b) Persönliche Situation
- Familie: Mann und 3 Kinder
- Organisation: Familie – Beruf – Weiterbildung – Firma (Mann) Büro
- Eigene Bedürfnisse: z. B. flexible Zeiteinteilung, finanzielle Sicherheit, Ruhephasen
- Klare Vorstellung von dem, was ich erreichen möchte

c) Persönliche Fähigkeiten
- gute professionelle Weiterbildungen

- gut ausgearbeitete Konzepte
- Motivation etwas verändern, bewegen zu können
- gute Ideen
- Erfahrungen im Beruf, als Dozentin, Beraterin
- Risikobereitschaft
- Flexibilität
- Überzeugungskraft
- Durchsetzungsvermögen
- Kontaktfreudigkeit
- »von sich selbst überzeugt sein« – denn nur dann, kann ich auch anderen etwas glaubwürdig vermitteln

Ressourcen
- Soziale und finanzielle Sicherheit
- Unterstützung in der familiären Umgebung
- Kontakt zu Krankenkassen, Gesundheitsämtern, Krankenhäusern, Arztpraxen, Wirtschaftsunternehmen, Pharmaindustrie
- Bildungsangebote an verschiedenen Institutionen
- Öffentlichkeitsarbeit

Probleme / Fragen
- Muss ich meinen Lebensunterhalt damit verdienen? Ja!
- Geht es um den Aufbau einer neuen Existenz? Ja!
- Wo bekomme ich Antworten zu Fragen, wie: Versicherung, Altersvorsorge, Marketing, Finanzierung, Steuer? Beratungsstellen, Banken, Gründerzentren, persönliche Kontaktaufnahme

Ziele
- Ich schaffe in den nächsten 2 Jahren ein neues Bewusstsein, natürliche Heilmethoden in den gesamten Prozess der Gesundheitserhaltung und Krankenpflege mit einzubeziehen.
- Ich wecke im nächsten Jahr auch Interesse bei Menschen, die keine Kenntnisse über natürliche Heilmethoden besitzen oder eher skeptisch diesen gegenüber stehen.
- Ich entwickle mich auch im nächsten Jahr fachlich und persönlich weiter fort.
- Ich schaffe den äußeren Rahmen.
- Ich überprüfe mein Konzept in einem regelmäßig festgelegtem Zeitrahmen von drei Monaten.

Maßnahmen
- **Konzepterstellung** – wichtig als Basis zur Erfolgskontrolle, zur Vermeidung von Misserfolgen und zur Darstellung der eigenen Idee

- Bewerbungen, je nach Zielgruppe ausarbeiten
- telefonisch Informationen einholen
- Gespräche führen
- Konzepte und Bewerbungen verschicken
- Weiterbildung/Fortbildung anmelden
- Beratungsstellen aufsuchen
- Organisation des privaten Bereichs
  – neue Ideen schriftlich festhalten
- ausführliche Informationssammlung z. B.: Internet, Literatur zu den Themen / Fragen

Resümee und Überprüfung

Im Rahmen der Verfassung des Artikels, war es für mich auch wieder einmal an der Zeit mein Konzept zu überarbeiten und zu überdenken. Einzelne Schritte empfand ich als nicht mehr zeitgemäß – ich hatte mich weiterentwickelt. Andere Punkte konnte ich mittlerweile durch meine bisherigen Erfahrungen ergänzen. Ein Problem, das mir immer wieder begegnet: die schwierige Überzeugungsarbeit, die man bei Institutionen gleich welcher Art leisten muss. Fast alle haben ein Problem damit, dass es sich um etwas Neues handelt. Von der Idee an und für sich sind alle recht schnell begeistert, jedoch besitzen nur wenige Menschen in Führungspositionen auch den Mut, sich auf etwas Neues einzulassen.

Es ist ein Weg, der sehr viel Geduld erfordert. Diese konnte ich in der ersten Zeit nicht unbedingt aufbringen, da ich natürlich hochmotiviert und voller Energie an die Sache heranging. Doch inzwischen habe ich nicht zuletzt auch durch viele einzelne kleine Projekte und Schritte bemerkt, das ich etwas erreichen kann. Oft ist es so, dass auf einmal aus einer Richtung, aus der man es nicht vermutet, positive Resonanz kommt.

Ich kann nur jeden, der etwas verändern möchte und besonders in der Gesundheits- und Krankenpflege seine Zukunft sieht, dazu ermuntern, es zu versuchen. Ich bin davon überzeugt, dass jeder, der sich auf einen neuen Weg einlässt, sich lange damit beschäftigt hat. Wir haben in der Krankenpflege ein überaus hohes Kontingent an Wissen und Erfahrung, wir müssen uns nicht von anderen einreden lassen, dass wir nur für bestimmte Tätigkeiten zuständig sind. Auch wir können und müssen uns weiterentwickeln, sonst gehen wir unter.

Wir sollten es nicht anderen Berufsgruppen überlassen unsere Arbeiten zu übernehmen, sondern uns diese selbst aussuchen oder gestalten. Für mich persönlich ist das Schicksal der Krankenpflege sehr wichtig und es wird ihr Ende sein, wenn es in der jetzigen Art und Weise weiter fortgeführt wird. Auch in der Pflege sollte das ganzheitliche Denken gefördert werden. Es käme uns allen und vor allem den Patienten zu gute.

Ich wünsche jedem viel Erfolg der sich auf eine Veränderung einlassen möchte. Für Beratungen stehe ich natürlich auch persönlich zur Verfügung.

Beispiel für die Umsetzung und Anwendbarkeit meiner Planung

Naturheilkundliche Pflege!
Individuelle Gesundheits- und Krankenpflege!
Beratung, Information, Unterstützung – individuell, persönlich, detailliert in allen Bereichen der Pflege!

Gründungsidee:
Spezielle, individuelle Beratung von Pflegenden und Ratsuchenden aller Bereiche. Es werden konkrete Informationen und Lösungen angeboten. Im Vordergrund steht immer eine ganzheitlich und naturheilkundlich orientierte Pflege. Schwerpunkte sind z. B.:
Pflege Schwerstkranker und Sterbender, sowie die Beratung der Angehörigen
Pflege von Kindern, sowohl in der Prävention, als auch bei Erkrankung

Das Angebot ist als Einzelberatung, individuelle Pflege oder Seminar möglich.

Berufliche und persönliche Vorraussetzungen:
Fachkrankenschwester für Intensivpflege und Anästhesie
Beraterin für ganzheitliche Gesundheitspflege und Naturheilkunde
Fachfrau für Wickelanwendungen, Auflagen und Aromapflege

Berufserfahrung:
Nach Abschluss meiner Ausbildung zur Krankenschwester 1990 war ich 2 Jahre auf einer internistischen Station tätig, von dort wechselte ich auf die interdisziplinäre Intensivstation, auf der ich auch die Fachweiterbildung für Intensivpflege und Anästhesie absolvierte.
Nach 10 Jahren auf der Intensivstation, bemerkte ich, dass es mir ein Anliegen war, den Patienten wieder mehr in den Mittelpunkt der Pflege zu stellen. Auf der Suche nach Möglichkeiten und neuen Wegen in der Pflege, nahm ich an unterschiedlichen Weiterbildungen teil, die meinen weiteren Weg deutlich prägten.

In dieser Zeit lernte ich immer mehr Menschen kennen, die mich auf meinem Weg begleiteten und denen ich durch ihren Rat und ihre Hilfe viel zu verdanken habe. An dieser Stelle sei diesen einmal mein großer Dank ausgesprochen.

Durch meine Tätigkeit in der Büroorganisation der Firma meines Mannes, kann ich auch die organisatorischen Arbeiten meiner Tätigkeiten ohne großen Aufwand erledigen.

Durch meine 3 Kinder kam ich auch dazu, mich speziell mit Themen der naturheilkundlichen Pflege von Kindern zu beschäftigen. Ich besuche Einrichtungen, in denen Kinder betreut werden und arbeite in den Bereichen der Prävention und Erkrankung. Kinder sind sehr ehrlich und auch sehr dankbar für diese Art mit ihnen umzugehen.

Weiter bin ich an verschiedenen Schulen als Dozentin für »Naturheilkundliche Pflege« tätig und gebe auch einzelne Seminare an verschiedenen anderen Einrichtungen zu unterschiedlichen Gesundheitsthemen.

Ein weiterer Schwerpunkt meiner Tätigkeit liegt in der Begleitung Schwerstkranker und Sterbender. Hier baue ich zum jetzigen Zeitpunkt eine berufsbegleitende Weiterbildung »Palliativpflege« mit auf, wobei mein Schwerpunkt natürlich die Naturheilkundliche Pflege darstellt.

Zielgruppe: Wer/Wo:
Ratsuchende
Pflegende Angehörige
Patienten
Ärzte
Krankenhäuser
Hospiz
Pflegedienste
Senioren- und Pflegeheime
Heilpraktiker
Schulen
Kindergärten
Eltern - Kinder
Gesundheitsamt

Wie:
Kontakte aufnehmen zu Ärzten, Krankenhäusern usw.
Bestehende Kontakte nutzen – Idee vorstellen (Vorsicht: Nicht alle Kontakte helfen.)
Mitarbeit in Vereinen z. B. Hospizkreis
Mitveranstalter von öffentlichen Veranstaltungen werden z. B. Tag des Kindes im Krankenhaus, Gesundheitsmessen etc.
Seminare/Vorträge in Bereichen der Zielgruppe

Standort:

1. Möglichkeit
   Büro zu Hause
   Vorteil: wenig Aufwand, wenn Raum vorhanden ist, kostengünstiger, hohe Erreichbarkeit
   Nachteil: kann sehr privat, weniger professionell wirken

2. Möglichkeit
   Büroräume anmieten
   Vorteil: je nach Standort, Nähe zu z. B. Ärzten, Patienten besser gegeben
   Nachteil: höhere Kosten, Büro muss besetzt sein, Anwesenheit

Erreichbarkeit:
Erreichbarkeit wird durch Anrufbeantworter und Handy garantiert.
Bürozeiten und Terminabsprache
Oft werden Beratungen direkt vor Ort durchgeführt.

Einzugsbereich:
In einem Umkreis von ca. 50 km, könnten Klienten gesucht werden.
Günstige Lage durch Angrenzen von vier Kreisgebieten.

Konkurrenz:
Keine Konkurrenz, da es noch sehr wenige sind, die sich mit Naturheilkundlicher Pflege beschäftigen. Der Konkurrenzgedanke könnte in bezug auf die üblichen Pflegedienste, die in meiner Umgebung normalem Umfang vorhanden sind, entstehen. Ich kann sie evtl. auch als Partner gewinnen.

Kapitalbedarf und Betriebskostenrechnung:
Hier ist es wichtig, sich vorher im Klaren zu sein, was man machen möchte und diese Liste auch ehrlich zu erstellen, um nicht Gefahr zu laufen Kosten zu übersehen.

Unterstützung:
Personen, Einrichtungen die auch in dieser Richtung arbeiten, ein Austausch ist wichtig und man benötigt objektive Rückmeldungen.
Steuerliche und finanzielle Informationen bei Personen und Institutionen, die sich auf diesem Gebiet auskennen.

Weiterbildung / Weiterentwicklung:
Aromapflege weiter ausbauen
Palliativpflege
Kinder und Naturheilkunde

Literatur

Unterlagen aus Existenzgründungsseminaren (IHK, Handwerkskammern, Arbeitsamt)

Literatur vom Land Nordrhein-Westfalen für Jungunternehmer

Frauenbranchenbuch

Internet: Suchmaschine zu jeweiligem Thema befragen

Seminarunterlagen der Zusatzqualifikation »Berater/in für ganzheitliche Gesundheitspflege und Naturheilkunde«

8.3 Projektbericht: Regionale Bedarfsanalyse und Standortbestimmung für Ganzheitliche Gesundheitspflege und Naturheilkunde

Barbara Schwarz

Barbara Schwarz hat es interessiert, wie die Bevölkerung in ihrer Umgebung über ganzheitliche Gesundheitspflege und Naturheilkunde denkt und hat eine Befragung durchgeführt. Die Ergebnisse sollten auch gleichzeitig mit zu ihrer persönlichen Entscheidung, evtl. in die Freiberuflichkeit zu gehen, herangezogen werden.

Die ganzheitliche Denk- und Arbeitsweise in der Pflege und naturheilkundliche Möglichkeiten haben mich schon seit langem beschäftigt und interessiert. Während der Zusatzqualifikation »Berater/in für ganzheitliche Gesundheitspflege und Naturheilkunde« wurde mir immer mehr bewusst, dass ich meine zukünftige berufliche Tätigkeit in der Selbstständigkeit sehe. Aus diesem Grund wählte ich für meine Projektarbeit das Thema »Regionale Bedarfsanalyse und Standortbestimmung« um herauszufinden, inwieweit meine zukünftige Berufsbezeichnung schon bekannt ist oder was man sich darunter vorstellt. Wichtig waren für mich vor allem die Informationen der Pflegeeinrichtungen aber auch der Schulen, Kindergärten und Krankenkassen. Dazu entwickelte ich einen Fragebogen mit den für mich relevantesten Fragen. Er sollte kurz (max. 6 Fragen) und klar gegliedert sein, außerdem leicht verständlich und mit Stichworten einfach zu beantworten.
Als zweiten Schritt setzte ich ein Begleitschreiben auf, dass kurz mein Anliegen erklären sollte. Sehr arbeitsaufwändig war das Herausfinden der entsprechenden Adressen, da häufig keine Straße und fast nie eine Postleitzahl im Telefonbuch angegeben waren. Nun mussten alle Umschläge beschriftet, frankiert und die entsprechende Anzahl Fragebögen und Begleitschreiben gedruckt werden. Zusätzlich fertigte ich noch adressierte Freiumschläge an, die ich jedem Umschlag beilegte,

in der Hoffnung, so mehr Rückmeldung zu erhalten. Die ganze Aktion fand leider während der Weihnachtszeit statt, was meiner Meinung nach auch die Anzahl der Rückmeldungen negativ beeinflusst haben könnte.

Anschreiben:
Sehr geehrte Damen und Herren,

die momentane Entwicklung im Gesundheitswesen betrifft uns alle. Jeder muss sich in irgendeiner Weise damit auseinandersetzen.

Meine Name ist Barbara Schwarz, ich bin examinierte Krankenschwester und wende mich heute mit einer Bitte an Sie.

Für meine Projektarbeit im Rahmen der Zusatzqualifikation zur **Beraterin für ganzheitliche Gesundheitspflege und Naturheilkunde** benötige ich einige Informationen aus unterschiedlichen Arbeitsgebieten. Ich würde mich sehr freuen, wenn Sie mir den Fragebogen ausgefüllt (stichwortartig) zurücksenden. Selbstverständlich werden Ihre Angaben absolut vertraulich behandelt.

Einen adressierten Freiumschlag lege ich anbei.

Jetzt schon ein herzliches Dankeschön

Ihre
Barbara Schwarz

Fragebogen

1. Was glauben Sie, welchen Stellenwert Gesundheitsvorsorge momentan in der Gesundheitspolitik einnimmt?

1	2	3	4	5	6

1 = sehr wichtig 6 = unwichtig

2. Welche Berufsgruppen können Ihrer Meinung nach am ehesten über Gesundheitsvorsorge informieren?

____

____

3. Welche Berufsgruppe der Gesundheitsberufe hat Ihrer Meinung nach den engsten Kontakt zu Patienten, Heimbewohnern, pflegebedürftigen Menschen und deren Angehörigen?

____

____

4. Haben Sie die Bezeichnung »**Ganzheitliche Gesundheitspflege und Naturheilkunde**« schon einmal gehört und was stellen Sie sich darunter vor?

____

____

5. Könnte dieses Thema für Ihr Arbeitsfeld von Bedeutung sein?

____

____

6. Würden Sie gerne mehr darüber erfahren?

____

____

Es wurden insgesamt 36 Fragebögen verschickt, um das Interesse, den Bekanntheitsgrad und das Wissen sowie den Informationsbedarf über »Ganzheitliche Gesundheitspflege und Naturheilkunde« zu ermitteln.

- Sozialstationen/Pflegedienste 14
- Sozialstationen/Pflegedienste für Kinder 2
- Alten- und Pflegeheime 6
- Seniorentagespflegestätte 1

• Kindergärten	3
• Schulen (incl. VHS)	3
• Krankenkassen	7

Es antworteten insgesamt 14 der angeschriebenen Institutionen (38,9%)

• Sozialstationen/Pflegedienste	3 = 21,4%
• Sozialstationen/Pflegedienste für Kinder	2 = 100,0%
• Alten- und Pflegeheime	2 = 33,3%
• Seniorentagespflegestätte	1 = 100,0%
• Kindergärten	2 = 66,6%
• Schulen	3 = 100,0%
• Krankenkassen	1 = 14,3%

Zu Frage 1) Skala 1–6 (1 = sehr wichtig; 6 = unwichtig)

1 = 0	4 = 3
2 = 0	5 = 6
3 = 3	6 = 2

Antworten tendieren klar zu weniger wichtig bis unwichtig!
Interessant: Krankenkasse = 5

Zu Frage 2) mehrfache Antworten möglich

Pflegepersonal	5	Medien	1
Ärzte	7	Ernährungsberater	2
Politiker	1	Physiotherapeuten	3
Lehrer	3	alle im Gesundheitswesen Tätigen	4
Krankenkassen	2	Hebammen	1
Apotheken	1		
Heilpraktiker	2		

Interessant: 2 Pflegeheime – nur Ärzte und Krankenkassen angegeben
Krankenkasse – Ernährungsberater, Krankengymnasten angegeben

Pflegepersonal von 2 Kindersozialstationen
1 Sozialstation
1 Schule
1 Kindergarten angegeben

zu Frage 3)	mehrfache Antworten möglich	
	Pflegeberufe	12
	Ärzte	5
	(Physio-)therapeuten	2
	Heilpraktiker	1

Interessant: alle Sozialstationen und Heime haben Pflegeberufe als alleinige Antwort gegeben. 1 Heim zusätzlich Ärzte.

zu Frage 4) ja = 4 nein = 6
kann sein = 1 können sich etwas vorstellen = 6

Interessant: **5 Antworten** nur mit »ja, nein, kann sein«. («Kann sein« – Antwort kam von Pflegedienst)
5 Antworten mit konkreter Vorstellung, wobei der Kern richtig erkannt wurde.
(Eine Antwort siedelt die Berufsbezeichnung zwischen Arzt und Heilpraktiker an)
4 Antworten mit »ja oder nein« **und** eigene Vorstellung

Zu Frage 5) ja = 8 nein = 1

am Rande = 2 unter Umständen = 3
bedingt

Interessant: **Antwort »nein«** = Pflegestift
Antwort »ja« = 3 x mit eigenen Vorstellungen
(2 x Kindersozialstation / 1 x Sozialstation)
Antwort »am Rande« = 2 x Schulen
Antwort »bedingt« = Sozialstation/Heim/Krankenkasse

Zu Frage 6) ja = 10 nein = 2

ohne Antwort = 1 informiert sich selbst = 1

Interessant: 1x ja, natürlich = Heim
1x ja, mit konkreter Anfrage = Kindersozialstation
nein = Pflegedienst/Krankenkasse
ohne Antwort = Heim

Tabelle 8: Fazit nach dem Regelkreis.

Ressourcen	Probleme	Ziele	Maßnahmen	Durchführung	Evaluation
– 38,9 % haben Interesse gezeigt – großes Interesse bei den beantworteten Fragebögen – konkrete Nachfragen bei Kindersozialstationen – teilweise Information vorhanden	– 61,1% haben kein Interesse gezeigt – Bezeichnung kaum bekannt – zu wenig Information vorhanden	– ca. 50% sind informiert bis 15.03.02 – arbeite als Beraterin für ganzheitliche Gesundheitspflege und Naturheilkunde ab 01.04.02	– Konzept erstellen – Flyer entwerfen – Information versenden – evtl. persönliche Vorstellung – konkrete Nachfragen beantworten	– 08.03.02 Konzept fertiggestellt – 14.03.02 Flyer fertiggestellt – 17.03.02 Flyer verschickt – 02.04.02 persönl. Vorstellung VHS – 10.04.02 persönl. Vorstellung Heilpraktikerin – 11.+12.04.02 konkrete Nachfragen beantw. – evtl. persönliche Vorstellung – konkrete Nachfragen beantworten	– Ziel 1 (Information) aus Zeitgründen 2 Tage später erreicht – Ziel 2 erreicht, doch ist mir inzw. klar geworden, dass ich mich hauptsächlich auf Aromamassage und Wickel und Auflagen spezialisieren möchte. Meinen Flyer muss ich dem neuen Konzept anpassen.

Stand: Ende April 2002

Fazit:

Besonderes Interesse bei Kindersozialstationen
Allgemein großes Interesse bei allen beantworteten Fragebögen
Fast kein Interesse bei Krankenkassen
Großes Interesse bei Schulen, können sich nicht genau vorstellen, wie das Thema integriert werden kann
Bei Pflegediensten und Pflegeheimen blieb das Interesse deutlich unterhalb der Erwartungen

Literatur

Seminarunterlagen der Zusatzqualifikation »Berater/in für ganzheitliche Gesundheitspflege und Naturheilkunde«.

Ausblick

Ganzheitliche Gesundheitspflege und Naturheilkunde als Modul der Lebensqualität

Seit nunmehr fünf Jahren führen Gabriele S. Herberger, Entwicklerin des gsh-Kontinuum, ganzheitlich sinnvoll handeln, die Reformhausfachakademie in Oberursel, und der Deutsche Pflegeverband (DPV) e.V., die Zusatzqualifikation »Berater/in für ganzheitliche Gesundheitspflege und Naturheilkunde« durch.

Meine Besuche bei den Teilnehmerinnen und Teilnehmern und der damit verbundene Erfahrungsaustausch bezüglich der Umsetzung von Methodik der Gesundheitsberatung im privaten und beruflichen Bereich bestätigen immer wieder, die hohe Qualität der inhaltlichen Sensibilisierung und das persönliche Engagement von schon jetzt über 100 Absolventinnen und Absolventen. So hat sich auch aus den »Ehemaligen« heraus eine Initiativgruppe (vorläufige Bezeichnung) gegründet, die sich zweimal jährlich trifft. Diese Wochenenden dienen dem Erfahrungsaustausch, der eigenen Weiterbildung und der Planung von Aktivitäten. Die erste erfolgreiche Maßnahme war der Besuch im Bundesgesundheitsministerium am 6. Juni 2002.

Prävention ist das interfraktionelle Postulat in der Politik und somit wird die Gesundheitsberatung und Naturheilkunde ein wichtiges Element auch in der klassischen Medizin und Pflege, im Sinne der ganzheitlichen Versorgungsstruktur der Bevölkerung bilden.

Symptome hierfür liegen in dem vorliegenden Gesetzesentwurf der Bundesregierung zur Novellierung des Krankenpflegegesetzes, in dem schon die Berufsbezeichnung als Gesundheits- und Krankenpflegerin, bzw. Gesundheits- und Krankenpfleger, die Gewichtigkeit aufzeigt.

Für eine selbstverständliche Integration und Anerkennung der bisherigen Absolventinnen und Absolventen mit dieser Zusatzqualifikation und natürlich auch für künftige Interessenten bedarf es noch einer großen Einstellungsveränderung bei den immer noch zur Zeit bestehenden starren Strukturen und defektorientierten Versorgungsstufen.

Theorien von Ganzheitlichkeit und Bedürfnissen liegen wissenschaftlich belegt ausreichend vor.

Ein wöchentlich durchgeführter Gesundheits-Check-Up in einschlägigen Magazinen ist sicherlich informationsfördernd, aber nicht ganzheitlich individuell für die Bevölkerung wegbegleitend.

Den bisherigen Absolventinnen und Absolventen der Zusatzqualifikation wünsche ich auf diesem Wege nochmals Anerkennung, verbunden mit dem Wunsch eines weiteren essenzreichen Wirkens für die Gesundheit unter dem Motto »Die Erfahrung von Jahrtausenden konzentriert für dieses Jahrtausend«.

März 2003

Rolf Höfert
Geschäftsführer
des Deutschen Pflegeverbandes (DPV) e.V

Auf Wiedersehen

Ganzheitlich sinnvoll handeln
Die Menschen müssen sich wandeln
Wir wollen dabei unterstützen
Und den Suchenden nützen
Beratend greifen wir ein
Massieren und wickeln auch ein
Erkennen, sind stets auf der Spur,
die Hilfe der Mutter Natur
wollen weiter von Wissenden lernen
und greifen auch mal nach den Sternen.
Wir sind eine streitbare Schar
und treffen uns zweimal im Jahr
man muss uns nicht lange suchen
und kann uns im ganzen Land buchen
es reicht ein Anruf, ein Brief
und schon werden wir aktiv,
um gemeinsam in den Bundesländern
das Gesundheitsbewusstsein zu verändern.
Wir führen auch sie in Versuchung
Gesundheit ist unsere Berufung.

Verena Weiske

Literatur

Gloy, K.: Das Verständnis der Natur. Bd.1 Die Geschichte des wissenschaftlichen Denkens. Verlag C.H.Beck, München 1995.
Gloy, K.: Das Verständnis der Natur. Bd.2 Die Geschichte des ganzheitlichen Denkens. Verlag C.H.Beck, München 1996
Sarasin, P.: Reizbare Maschinen. Eine Geschichte des Körpers 1765-1914. suhrkamp taschenbuch wissenschaft 2001.
Gigerenzer, G.: Das Einmaleins der Skepsis. Über den richtigen Umgang mit Zahlen und Risiken, Berlin Verlag 2002.
Harrington, A.: Die Suche nach Ganzheit. rowohlts enzyklopädie 2002.
Olvedi, U.: Die neue Lust am Irrationalen. Herder Verlag, Freiburg 1988.
Ulfig, A.: Lexikon der philosophischen Begriffe. Bechtermünz Verlag, Eltville am Rhein 1992.
Leibniz, G.W.: Philosophische Schriften, Bd. IV: Betrachtungen über die Prinzipien des Lebens. Wissensch. Buchgesellschaft Darmstadt 1992.
Roth, G.: Gehirn und Bewusstsein in R.Breuer (Hg.). Das Rätsel von Leib und Seele. Deutsche Verlagsanstalt, Stuttgart 1997.
Sartre, J.: Das Sein und das Nichts. Versuch einer phänomenologischen Ontologie. Rowohlt Verlag, Hamburg 1962.
Heisenberg, W.: Der Teil und das Ganze. München dtv 1976.
Hofmeister,K., Bauerochse, L. (Hg.): Machtworte des Zeitgeistes. Echter Verlag 2001.
Brem-Gräser, L.: Handbuch der Beratung für helfende Berufe Bd. 1. Ernst Reinhardt Verlag, München Basel 1993.
Brem-Gräser, L.: Handbuch der Beratung für helfende Berufe Bd. 2. Ernst Reinhardt Verlag, München Basel 1993.
Brem-Gräser, L.: Handbuch der Beratung für helfende Berufe Bd. 3. Ernst Reinhardt Verlag, München Basel 1993.
Czikszentmihalyi, M.: Das Flow-Erlebnis. J.G. Cotta'sche Buchhandlung Nachfolger GmbH, Stuttgart 2000.
Uexküll, von, T.: Psychosomatische Medizin. Urban & Schwarzenberg 1998.
Zänker, K.: Das Immunsystem des Menschen. Beck'sche Reihe München 1996.
Juchli, L.: Heilen durch Wiederentdecken der Ganzheit. Kreuz Verlag, Stuttgart 1990.
Brody, H.: Der Placebo-Effekt. dtv premium, München 2002.
Strasser, J.: Leben oder überleben. Pendo Verlag GmbH, Zürich 2001.
Wiedersheim, R. (Hrsg.): Gesundheit und Krankheit in der Welt. Wissenschaftliche Buchgesellschaft, Darmstadt 1997.
Koestler, A.: Der Mensch Irrläufer der Evolution. Fischer Verlag, Frankfurt am Main 1990.

Hirt, J.: Das Ich und das Gesetz von Lust und Unlust. R. und P. Arnold, Zürich 1952.
Pörksen, B.: Die Gewißheit der Ungewissheit. Carl-Auer-Systeme Verlag, Heidelberg 2002.
Oeser, E.: Geschichte der Hirnforschung. Wissenschaftliche Buchgesellschaft, Darmstadt 2002.
Roth,G.: Fühlen, Denken, Handeln. Suhrkamp Verlag, Frankfurt am Main 2001.
Sokal, A.: Eleganter Unsinn. dtv München 2001.
Laurenz, L.: »Ist Liebe die beste Medizin? Über die gesundheitsfördernde Wirkung von Zuwendung«. Manuskript, Redaktion: Sonja Striegl, Sendung: Mittwoch, 28. November 2001. 8.30 Uhr, SWR2.
gsh-Innovationsteam: Ein Zeitdokument der Pflege – Liliane Juchli. gsh-Verlag, Dietzenbach 1998.
Schipperges, H.: Goethe – seine Kunst zu leben. Knecht Verlag FFM, 1996.
Vester, F.: Die Kunst vernetzt zu denken. Deutsche Verlagsanstalt, Stuttgart 1999.
Foerster von, H.: Sicht und Einsicht. Carl-Auer-Systeme Verlag, Heidelberg 1999.
Etzioni, A.: Die Verantwortungsgesellschaft. Campus Frankfurt/New York 1997.
Schulz von Thun, F.: Miteinander reden: Störungen und Klärungen. rororo Sachbuch Reinbek 1981.
Büssing, A.: Organisationsstruktur, Tätigkeit und Individuum. Verlag Hans Huber, Bern 1992.
Harris, T.: Ich bin o.k. Du bist o.k. Rowohlt Verlag. Reinbek 1984.
Herberger, G.: Beratung und dynamisches Denken im Pflegeprozess. Skripte zur Expertenqualifikation. Bibliomed »Die Schwester/Der Pfleger«, Melsungen 2000.
Habermas, J.: Kommunikatives Handeln und dezentralisierte Vernunft. Reclam, Stuttgart 2001.
Birnbacher, D.: Tun und Unterlassen. Reclam, Stuttgart 1995.
Antonovsky, A.: Salutogenese. DGVT-Verlag, Tübingen 1997.
Watson, L.: Der unbewusste Mensch. Umschau-Verlag, Frankfurt am Main 1979.
Rippel/Ruhnau: Wissen im 21. Jahrhundert. Fink Verlag, München 2002.
Coelho, P.: Am Ufer des Rio Piedra saß ich und weinte. Diogenes Verlag. Zürich 2000.
Auster, P.: Die Erfindung der Einsamkeit. rororo Frankfurt 1995.
Dethlefsen, T.: Krankheit als Weg. Goldmann Verlag, München 1998.
Hamm-Brücher, H.: DIE ZEIT,Politik 20/2001 Der Freiheit treu. Hildegard Hamm-Brücher wird 80, Zitat aus den Flugblättern.
Hamm-Brücher, H.: Der Politiker und sein Gewissen. Piper Verlag, München 1983.

Alfred Herrhausen Gesellschaft (Hrsg.): Das Ende der Toleranz. Piper München 2002.
Bernius, V. (Red.): Der normierte Mensch. Sendemanuskript Hessischer Rundfunk 13. Februar 2001.

Zeitschriften

gsh-Innovationsteam: Pflege im 21. Jahrhundert, Die Schwester/Der Pfleger 01/00: 48-51.
gsh-Innovationsteam: Pflegen kann eben doch nicht jeder. Die Schwester/Der Pfleger 12/02: 1036-1040.

Vortragsmitschriften

Pöppel, Ernst
Linke, Detlef
Postman, Neil

Seminarunterlagen

Birkenbihl, V.: Gehirngerechtes Denken und Arbeiten.
Watzlawick, P.: Konstruktivismus.
Molcho, S.: Körpersprache für Ärzte.
Juchli, L.: Visionen der Pflege, Professionelle Pflege.
Schulz von Thun, F.: Seminare zum Kommunikationsexperten.
Kurz, W.: Logotherapie.
Unterlagen aus dem Studium der Humanistischen Psychologie.